海外館藏中醫古籍珍善本輯存（第一編）

第四十三册

劉金柱　羅　彬　主編

新編俗解八十一難經圖要
十四經發揮
十四經發揮（朝鮮版）

廣陵書社

針灸推拿類

新編俗解八十一難經圖要

〔明〕熊宗立　纂圖　寬永四年刻本

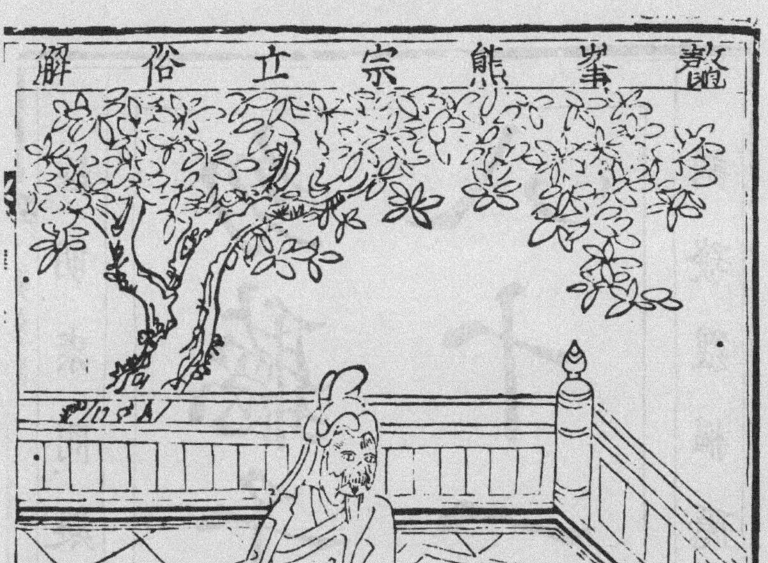
鼇峯熊宗立俗解

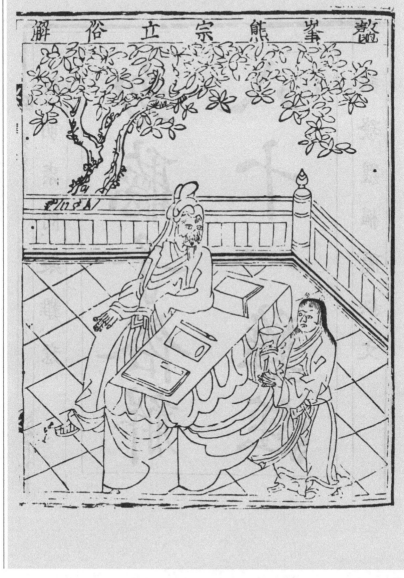

經明素問疑難意

勿聽子俗解八十一難經

詞發靈樞隱秘文

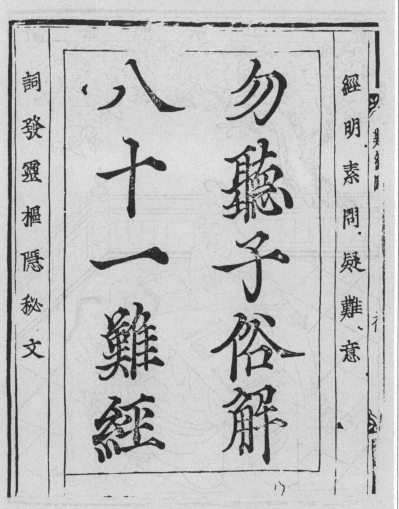

素問靈樞醫之大經法診候證治悉有樞機然其經旨
幽深不無疑難賴扁鵲之聖重而明之設以問答發爲
八十一難辭意周密法理玄微後世醫乃大備若此經
不作雖千萬世彼醫之道猶觸途冥行此經既作則部
候虛實顯然分明藏府邪變罔能閉隱井滎得穴經絡
有歸啓迪後人何其幸歟自是以來註家相踵繁簡醇
疵或有遺憾予遂從其俗解間有是與不是望 高明
君子訂而正之使初學蒙士或有取焉因題于此以誌
歲月云爾

正統戊午春正人日道軒敬識

新編俗解八十一難經圖要目録

鼇峯勿聽子熊　宗立　纂圖

成化壬辰孟春良旦
鼇峯熊氏中和堂梓

難經圖目

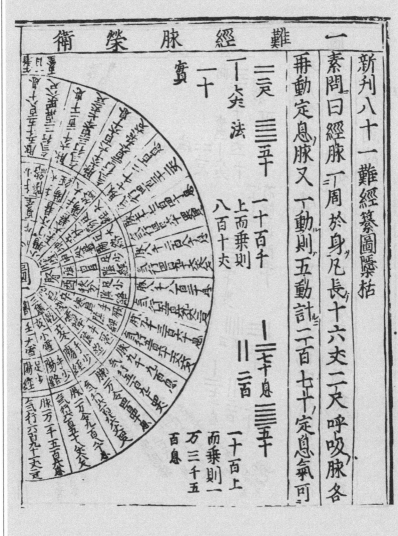

一難經脉榮衛

新刊八十一難經纂圖驟括

素問曰經脉一周於身凡長十六丈二尺呼吸脉各再動定息脉又一動則五動計二百七十定息氣可

三尺 三五十 一十百千 上而乘則 八百十丈

一丈法 一十 寶

一 三十息 二 二百 三五十 一十百上 而乘則一 万三千五 百息

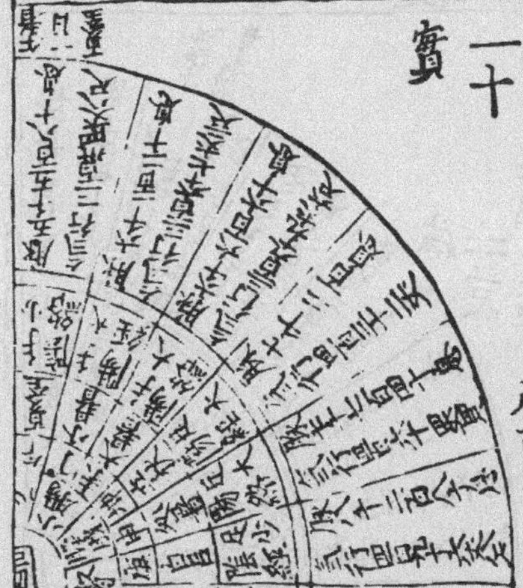

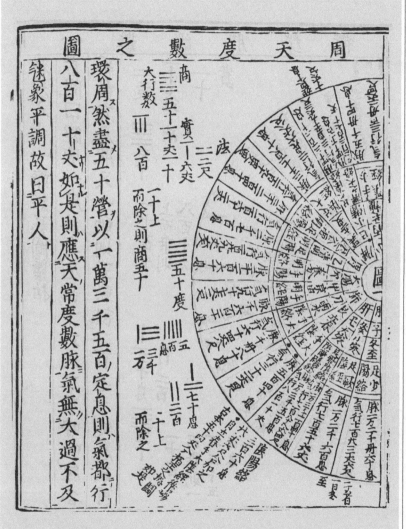

周天度數之圖

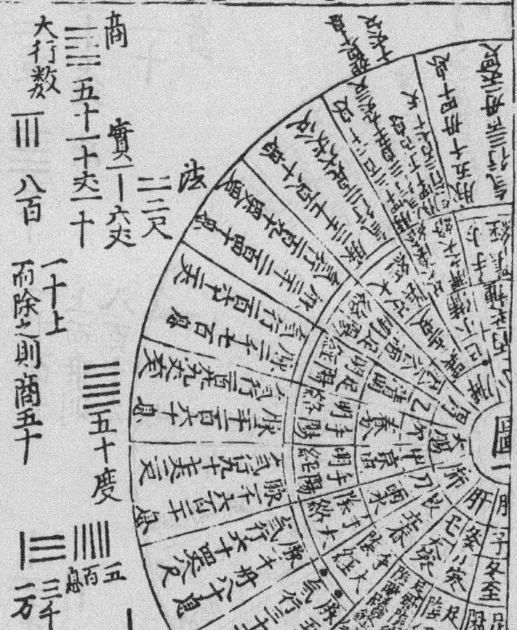

環周然盡五十營以一萬三千五百定息則氣都行

八百一十丈如是則應天常度數脉氣無太過不及

総象平調故曰平人

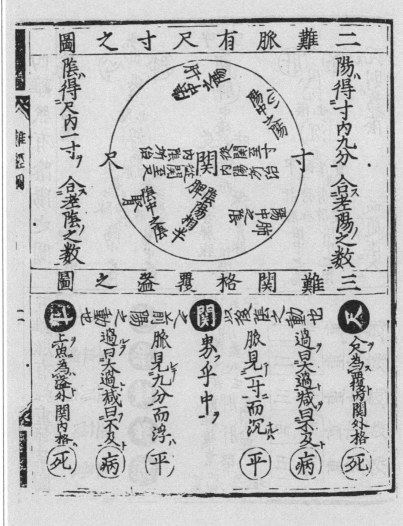

二難脉有尺寸之圖

陽得寸内九分。合差陽之数

陰得尺内一寸。合差陰之数

三難關格覆溢之圖

尺 入尺為覆內關外格 死

陰之動也 過曰太過減曰不及 病

關以後 脉見一寸而沉 平

關 界乎中

關之前 脉見九分而浮 平

陽之動也 過曰太過減曰不及 病

寸 上魚為溢外關內格 死

四難脉有陰陽之圖

浮則為陽　呼因陽出

呼出　心　肺　俱浮也　陽　浮

而散　大者心脉　小腸脉　陽中之陽

而短　濇者肺脉　大腸脉　陽中之陰

呼吸之間　脾　中　緩　受穀味　緩

而　盛者脾脉　微者胃脉　陰陽者

吸入　肝　腎　俱沉也　陰　沉

而牢　長者肝脉　膽脉　陰中之陽

而濡　實者腎脉　膀胱脉　陰中之陰

沉則為陰　吸隨陰入

五難脉有輕重等第圖

主皮毛　浮

主血脉　洪

主肌肉　緩

主筋　弦

主骨　沉

輕清為天

肺　華蓋　心　君主　脾　中州　人部　肝　腎　戴輕履重

重濁為地

一等　三菽重

二等　六菽重

三等　九菽重

四等　十二菽重

五等　十五菽重

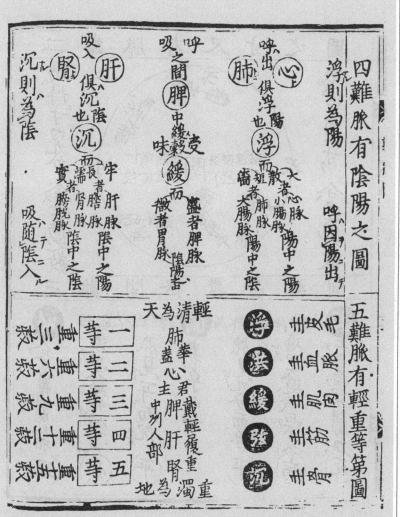

七難六氣王脉圖

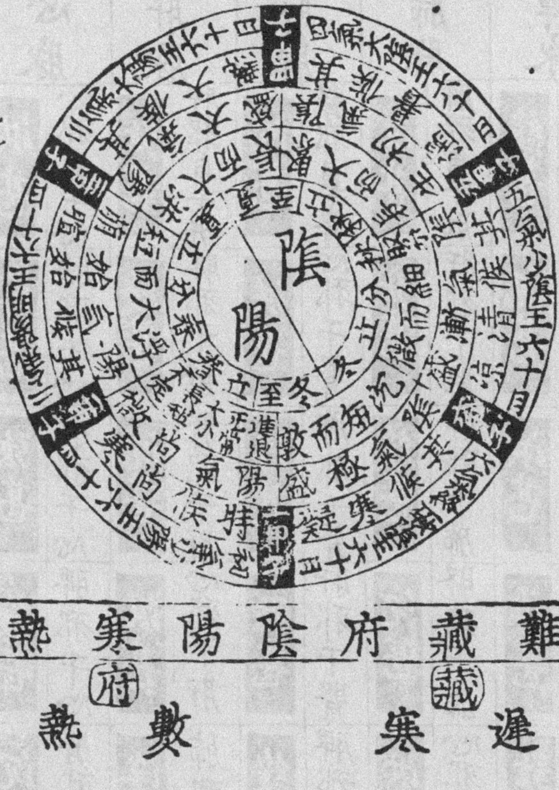

九難藏府陰陽寒熱圖

藏

遲寒

諸陰為寒

府

數熱

諸陽為熱

十難五邪十

剛	心脉		肝脉		腎脉		肺脉		脾脉	
正邪	洪甚	心邪自干心	弦甚	肝邪自干肝	沉甚	腎邪自干腎	浮甚	肺邪自干肺	緩甚	脾邪自干脾
微邪	浮甚	肺邪干心	緩甚	脾邪干肝	洪甚	心邪干腎	弦甚	肝邪干肺	沉甚	腎邪干脾
虛邪	弦甚	肝邪干心	沉甚	腎邪干肝	浮甚	肺邪干腎	緩甚	脾邪干肺	洪甚	心邪干脾
實邪	緩甚	脾邪干心	洪甚	心邪干肝	弦甚	肝邪干腎	沉甚	腎邪干肺	浮甚	肺邪干脾
賊邪	沉甚	腎邪干心	浮甚	肺邪干肝	緩甚	脾邪干腎	洪甚	心邪干肺	弦甚	肝邪干脾

變剛柔之圖

柔	心脉	肝脉	腎脉	肺脉	脾脉
正邪	微洪 小腸邪干小腸	微弦 膽邪自干膽	微沉 膀胱邪干膀胱	微澀 大腸邪干大腸	微緩 胃邪自干胃
微邪	微浮 大腸邪干小腸	微緩 胃邪干膽	微洪 小腸邪干膀胱	微弦 膽邪干大腸	微沉 膀胱邪干胃
虛邪	微弦 膽邪干小腸	微沉 膀胱邪干膽	微浮 大腸邪干膀胱	微緩 胃邪干大腸	微洪 小腸邪干胃
實邪	微緩 胃邪干小腸	微洪 小腸邪干膽	微弦 膽邪干膀胱	微沉 膀胱邪干大腸	微浮 大腸邪干胃
賊邪	微沉 膀胱邪干小腸	微浮 大腸邪干膽	微緩 胃邪干膀胱	微洪 小腸邪干大腸	微弦 膽邪干胃

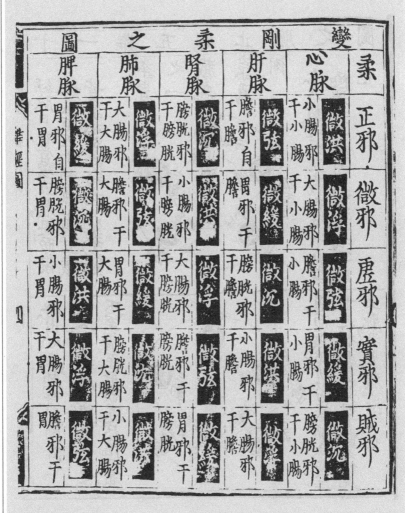

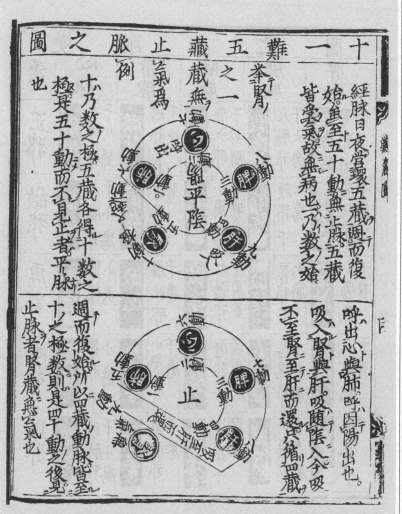

十一難五藏止脉之圖

經脉日夜當環五藏週而復始無至五十動無止脉五藏皆受氣故無病也乃数之始

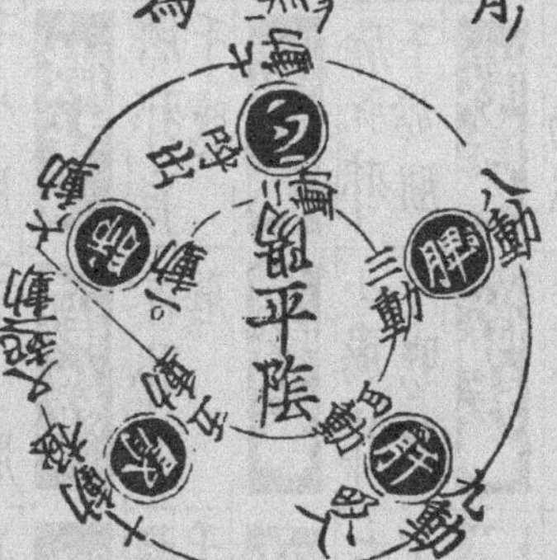

挙腎之一藏無氣為例

十乃数之極五藏各得十数之極是五十動而不見止者平脉也

呼出心與肺呼因陽出也

吸入腎與肝吸隨陰入今吸不至腎至肝而還只循四藏

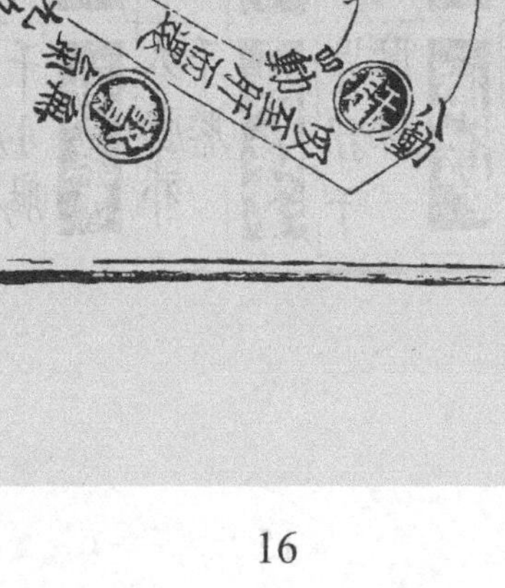

週而復始所以四藏動脉皆至十之極数則是四十動之後見止脉者腎藏無気也

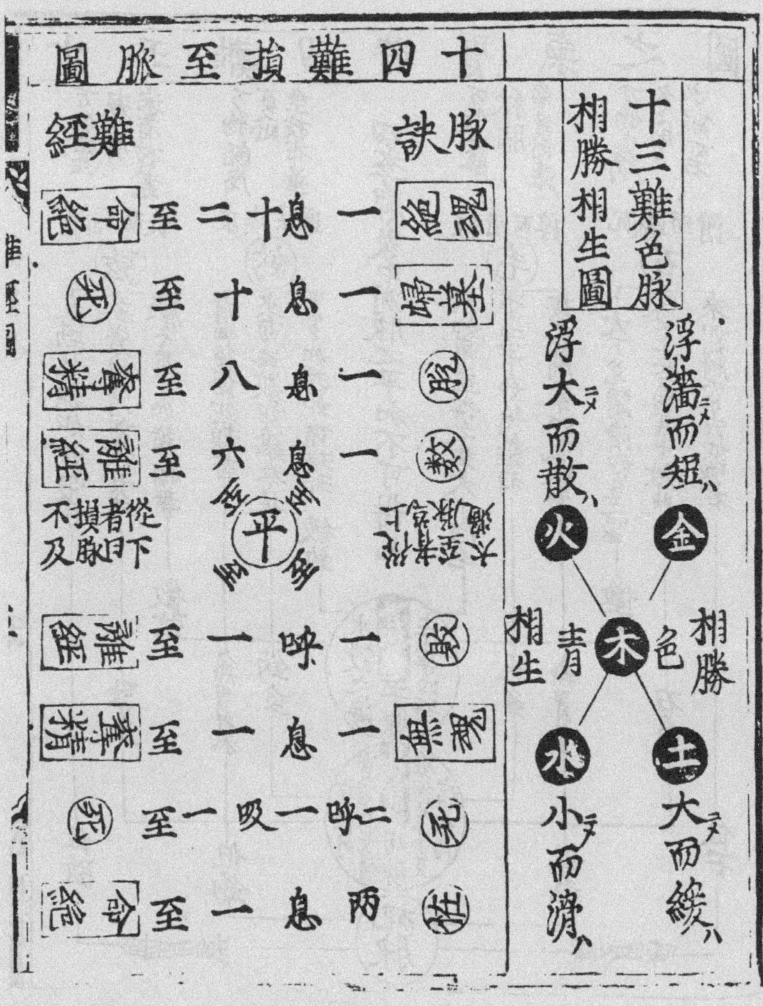
十三難色脈相勝相生圖
浮濇而短
浮大而散
金
火
木
土
水
青
色
相勝
相生
大而緩
小而滑
十四難損至脈圖
脈訣
難經
一息十二至
命絕
一息十至
死
一息八至
奪精
一息六至
離經
平
至
至
至
至
一呼一至
離經
一息一至
奪精
二呼一至一吸一至
死
兩息一至
命絕

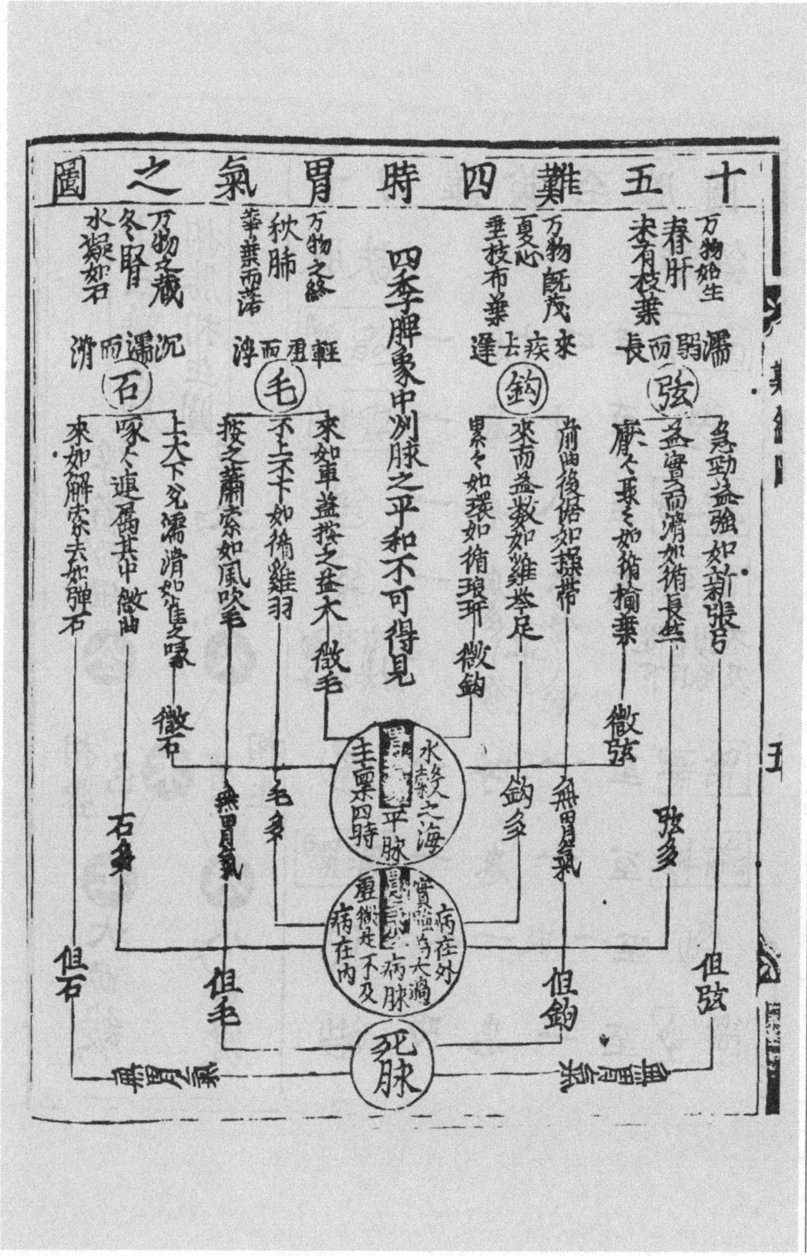
十五難四時胃氣之圖
万物始生
春肝
未有枝葉
濡弱而長
弦
万物既茂
夏心
垂枝布葉
來疾去遲
鈎
四季脾象中州脉之平和不可得見
万物之終
秋肺
華葉而落
輕虛而浮
毛
万物之藏
冬腎
水凝如石
沉濡而滑
石
急勁益強如新張弓
益實而滑如循長竿
厭厭聶聶如循榆葉
微弦
弦多
但弦
前曲後倨如操帶鈎
來而益數如雞舉足
累累如環如循琅玕
微鈎
鈎多
但鈎
來如車蓋按之益大
不上不下如循雞羽
按之蕭索如風吹毛
微毛
毛多
但毛
上大下兌濡滑如雀之啄
啄啄連屬其中微曲
來如解索去如彈石
微石
石多
但石
無胃氣
水穀之海
平脉
主稟四時
病在外
實強為大過
病脉
病在內
虛微是不及
死脉

五藏主屬之圖

五藏	肝	心	脾	肺	腎
方位	東	南	中央	西	北
屬	震	離	寄坤	兌	坎
[illegible]	木	火	土	金	水
[illegible]	色	臭	味	声	液
聲	呼	言	歌	哭	呻
色	青	赤	黃	白	黑
臭	臊	焦	香	腥	腐
味	酸	苦	甘	辛	鹹
液	泣	汗	涎	涕	唾
志	怒	笑	思	憂	恐
變	握	憂	噦	欬	慄
[illegible]	魂血	神	意智	魄	精志
[illegible]	風	熱	濕	燥	寒
主	筋	血脈	肌肉	皮毛	骨
[illegible]	目	舌	口	鼻	耳
生數	三	二	五	四	一
成數	八	七	十	九	六

十三難十五難十六難三十四難同看此圖[illegible]

五藏病證積氣死證之圖

五藏	病	積	死
肝	氣逆筋急癃溲四支滿大便閉	肥氣	舌卷筋縮
心	熱煩心痛口乾乾嘔	伏梁	面色如黧黑
脾	四支不收惰怠腹滿不食喜睞	痞氣	唇反肉脹
肺	喘喜噫惡寒咳嗽	息賁	皮枯毛折
腎	逆氣泄利大瘕小腹急足脛冷	奔豚	骨枯髮無

二十四難七十五難同看

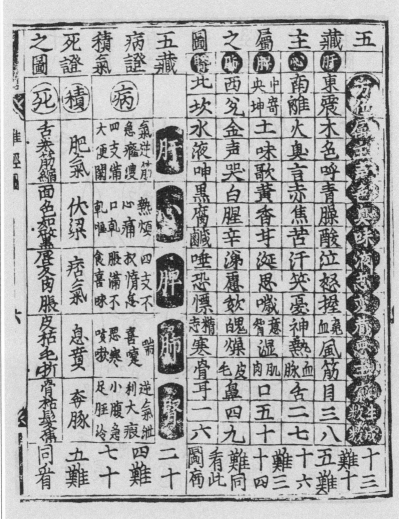

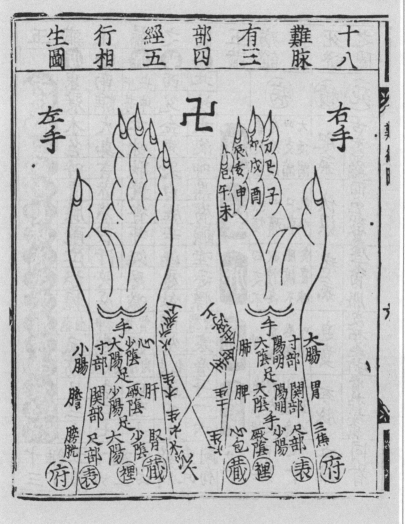

十八難脉有三部四經五行相生圖

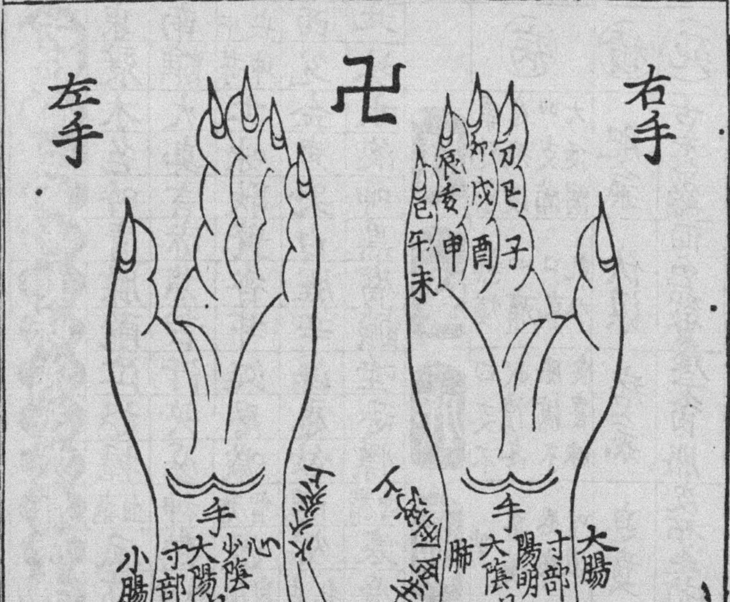

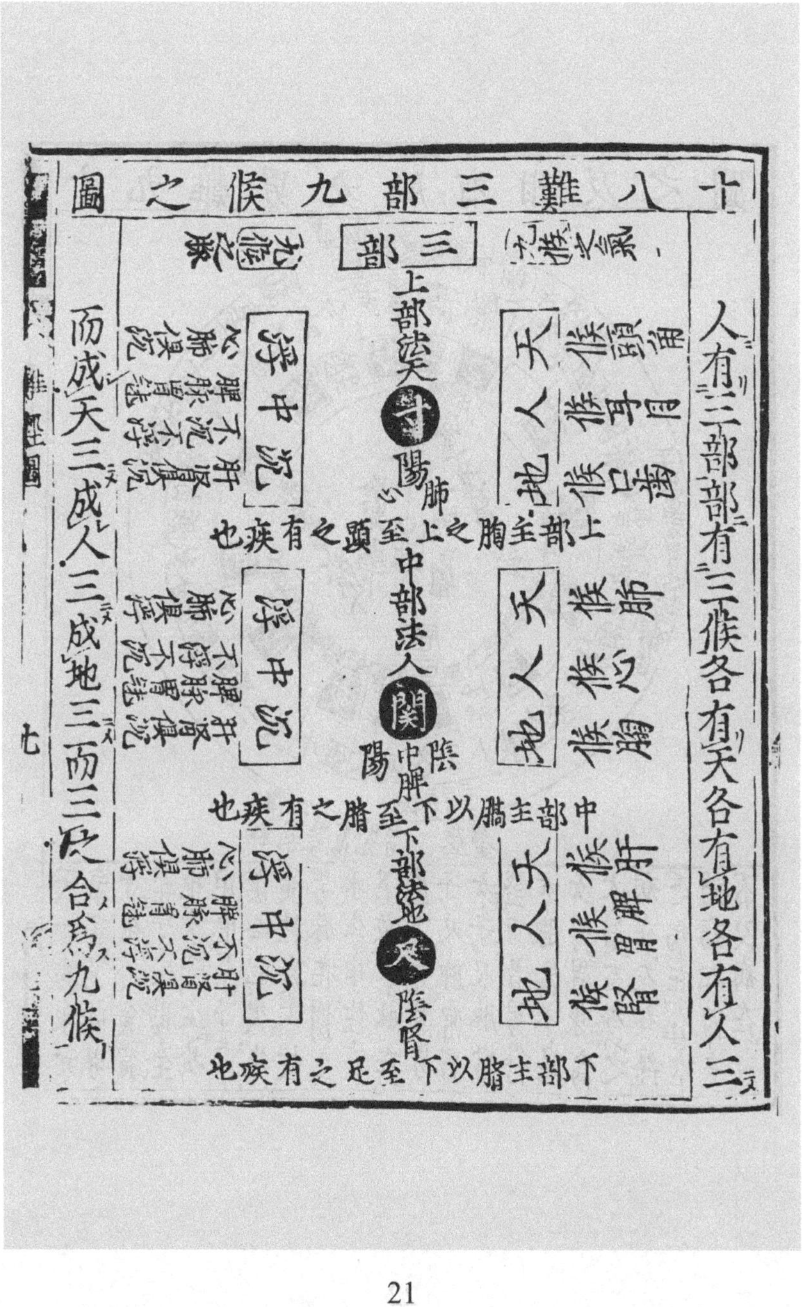
十八難三部九候之圖
人有三部部有三候各有天各有地各有人三
而成天三成人三成地三而三之合為九候
三部
九候之脈
上部法天
寸
陽 肺 心
上部主胸之上至頭之有疾也
中部法人
關
陰 中 脾 陽
中部主膈以下至臍之有疾也
下部法地
尺
陰 腎
下部主臍以下至足之有疾也
浮 中 沉
浮 中 沉
浮 中 沉
天 人 地
天 人 地
天 人 地

十九難男女脉有相反之圖

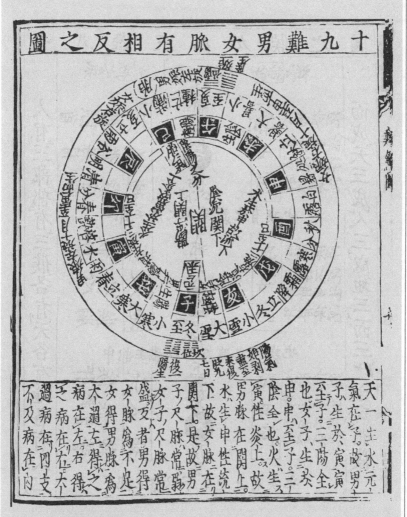

天一生水元氣在子故男子生於寅寅至子三陽全也女子生於申申至子三陰全也火生於寅性炎上故男脉在關上水生於申性流下故女脉在關下是故男子尺脉常弱女子尺脉常盛若反者男得女脉為不足女得男脉為太過左得之病在左右得之病在右太過病在四支不及病在內

素問曰
日行一
舍者一
舍一周
八分充
三段各
次第加
則圖之
三段相
合未之
五十周
与十分
身之四
相合分
一舍也
周圖一
一
丨舍
丨一
周
Ⅲ八
分

二十三難經脉丈尺數之圖

||||四分|||八宿從八宿乗四分刻得百十二分以七除之則
|||三十程商十六刻補於十六刻之餘則成晝
夜百刻也

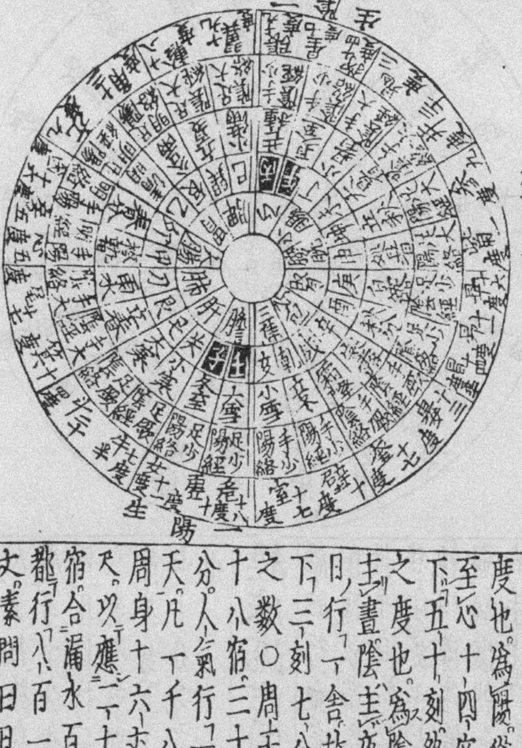

|||三刻|||八宿從八宿乗三刻則得八十日刻今欲合
|||三十百刻今十六刻也右以十六刻補之

素問曰從房至
畢十四宿水下
五十刻半日之
度也爲陽從昴
至心十四宿水
下五十刻終日
之度也爲陰陽
主晝陰主夜凡
日行一舍故水
下三刻七分刻
之數〇周天二
十八宿三十六
分人氣行一周
天凡一千八分
周身十六丈二
尺以應二十八
宿合漏水百刻
都行八百一十
丈素問曰日行
一舍人氣行於
身一周与十分
身之八日行二

靈樞
日三
刻与
七分
刻之
四ミ
盡三
刻四
分充
二十
八則
晝夜
百刻
水下
數也

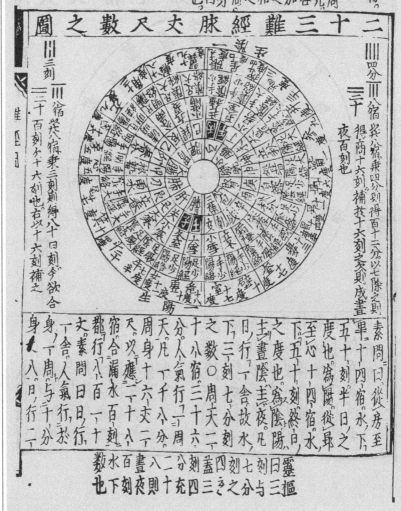

天文宿度始從中焦流注圖

此圖當與第一難相參看

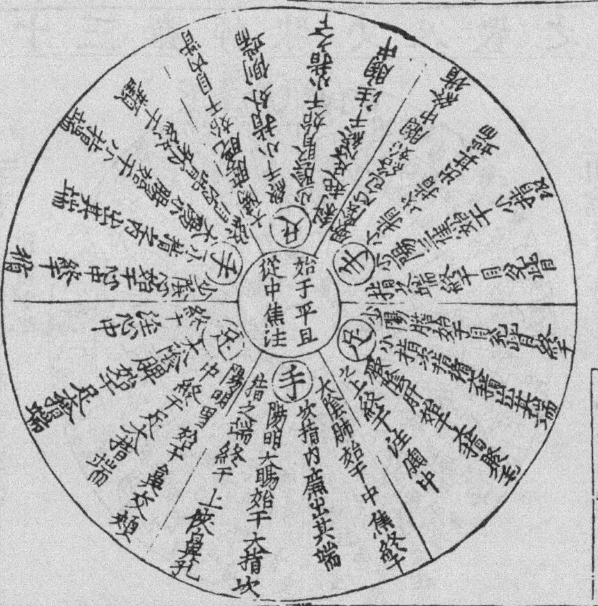

舍人氣行於身三周與十分身之六日行三舍人氣行於身五周與十分身之四凡日行二十八舍人氣則亦行於身五十周與十分身之四也

經脈流注圖說

經脈行血氣通陰陽以榮於身每平旦始從中焦注於手太陰轉相灌注循環無端復朝會於右手寸口太淵以處百病以決生死也

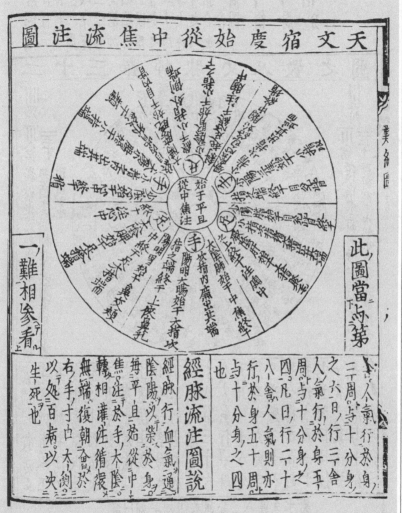

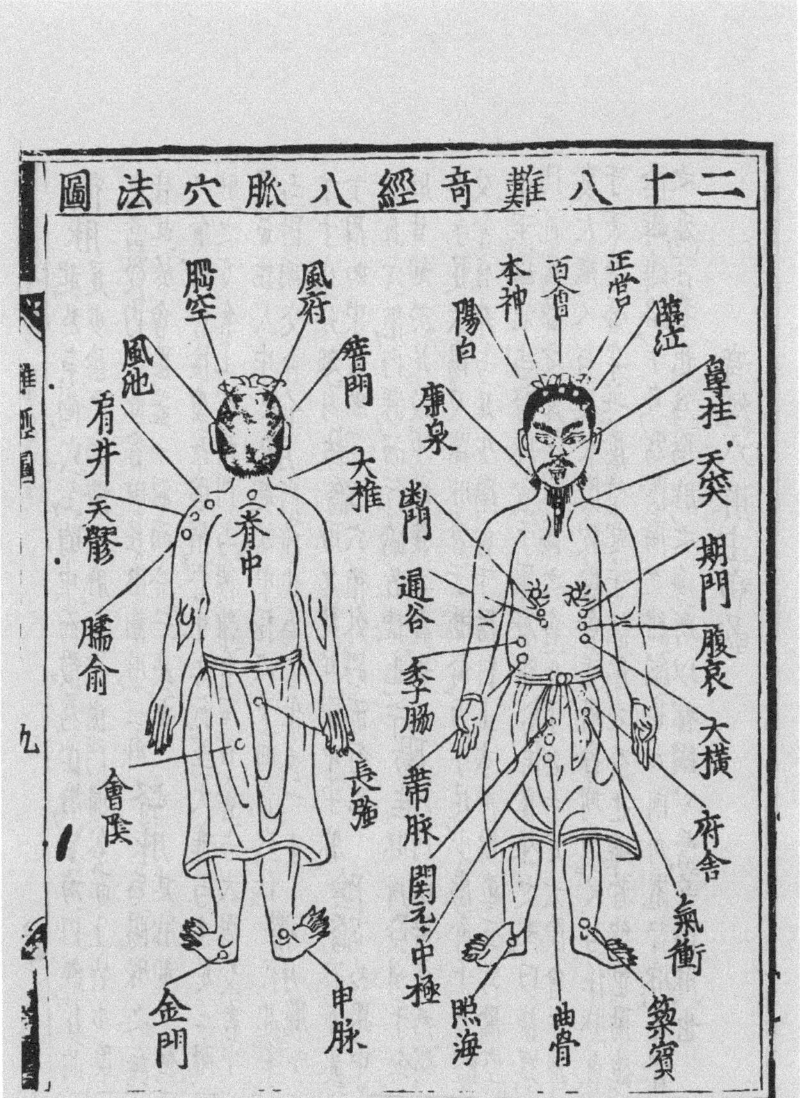
二十八難奇經八脉穴法圖
腦空
風府
瘖門
風池
肩井
大椎
天髎
脊中
臑俞
長強
會陰
金門
申脉
正營
百會
本神
陽白
臨泣
廉泉
天突
幽門
期門
通谷
腹哀
季脇
大橫
帶脉
府舍
関元
中極
氣衝
照海
曲骨
築賓

衝脉起於氣衝穴，至胸中而散，為陰脉之海。內經作並足少陰之經。按衝脉行乎幽門通谷而上，皆少陰也。當從內經。此督脉任脉衝脉三脉皆起於會陰，蓋一源而分三歧也。督脉為陽脉之海。其脉起於下極之俞，由會陰歷長強，循脊中上行，至大椎，與手足三陽脉之交會，上至瘖門，與陽維會，至百會，與太陽交會，下至鼻柱人中，與陽明交會。任脉起於中極之下曲骨穴。任猶妊也，為人生養之本。帶脉起季脇下一寸八分，廻身一周，如束帶然。陽蹻脉起於足跟中申脉穴，循外踝而行也。陰蹻脉亦起於跟中照海穴，循內踝而行。蹻者捷也。二脉皆起於足，故取蹻捷之義也。陽維脉所發，別於金門，以陽交為郄，與手足太陽及蹻脉會于臑俞，與手足少陽會于天髎，及會肩井，與足少陽會于陽白，上本神、臨泣、正營、腦空，下至風池，與督脉會于風府、瘖門。此陽維之起于諸陽之會也。陰維陰維之郄曰築賓，與足太陰會于腹哀、大橫，又與足太陰厥陰會于府舍、期門，又與任脉會于天突、廉泉。此陰維起于諸陰之交也。維者絡也。陽維陰維維絡于身，為陰陽之維綱也。○前所謂督脉者，督之為言都也，為陽脉之海，所以都綱以督乎陽脉也。

奇經八脉主病歌

衝爲裡急氣衝胷脊強須知督脈中任脈男疝女瘕聚帯塡腹滿體溶溶陰蹻爲病陰偏急陽蹻因而陽急同緩急陰陽何處是踝之内外可尋蹤病在陽維苦寒熱陰維心痛是其宗陰陽不自維持者悵然失志與溶溶

三十難榮衛清濁升降圖

經云地氣上爲雲天氣下爲雨

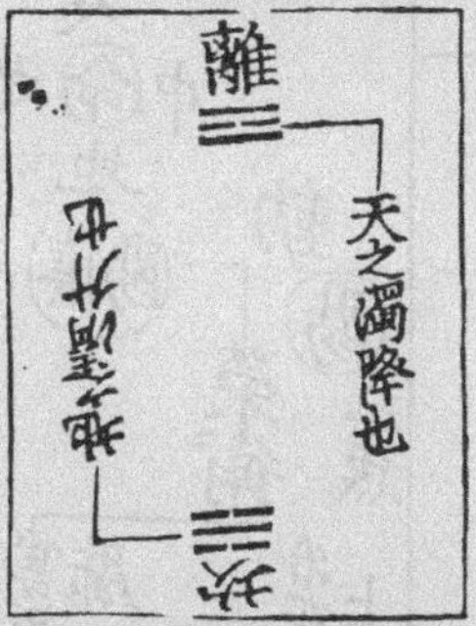

雨出地氣雲出天氣此之謂也

清者體之上也陽也火也離中之一陰降故午後一陰生即心之生血也故清氣爲榮天之清不降天之濁能降爲六陰驅而使之下也云清氣者總離之体而言之濁者體之下也陰也水也坎中之一陽升故子後一陽生即腎之生氣也故濁氣爲衛地之濁不升地之清能升爲六陽擧而使之上也云濁氣者總坎之体而言之

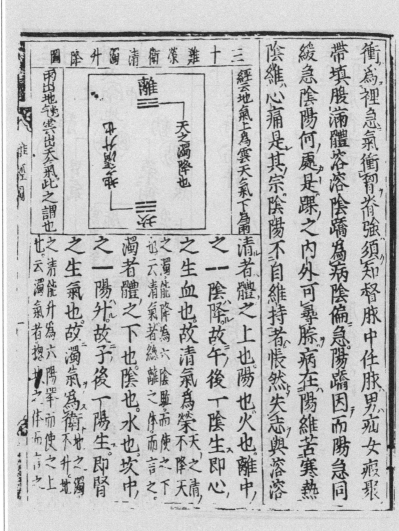

三十一難三焦之圖

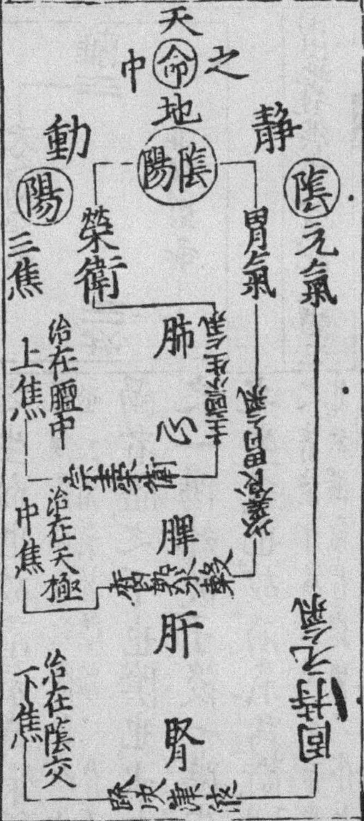

三焦者無形狀所稟所生則元氣胃氣而已故云水穀之道路氣之所終始也其府在氣衝

三十三難肝肺色象浮沉之圖

木得水而浮
象乙角也釋其微陽其意樂金
青庚之柔吸其微陰行陰道多
肝得水而沉

金得水而沉
象辛商也釋其微陰其意樂火
白丙之柔婚而就火行陽道多
肺得水而浮

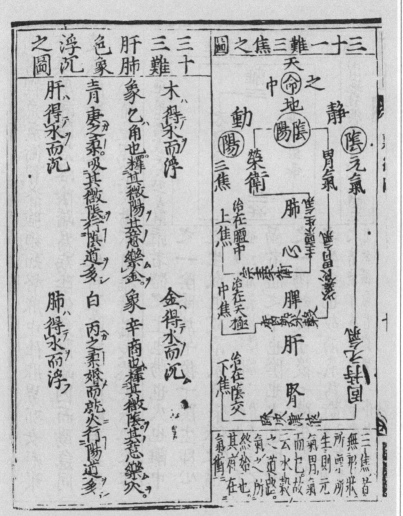

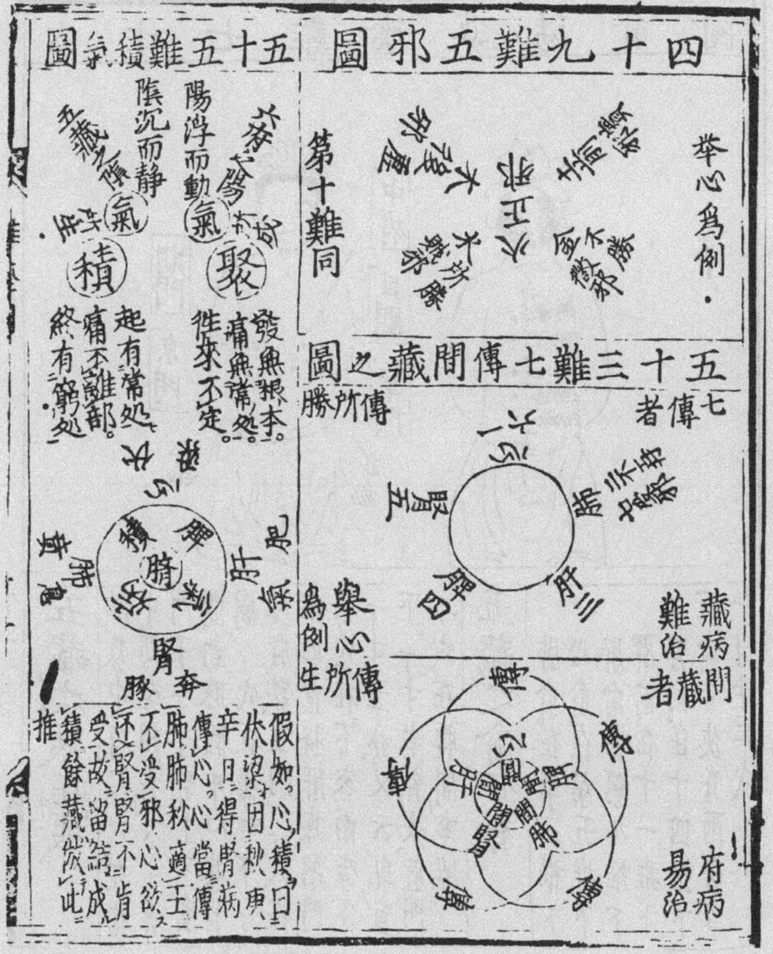
四十九難五邪圖
舉心為例・
第十難同
五十三難七傳間藏之圖
七傳者
傳所勝
藏病難治
間藏者
傳所生
府病易治
舉心為例
五十五難積聚圖
陽浮而動
氣
聚
陰沉而靜
氣
積
發無根本
痛無常處
往來不定
起有常處
痛不離部
終有窮處
假如心積曰
伏梁因秋庚
辛日得腎病
傳心心當傳
肺肺秋適王
王不受邪心欲
還腎腎不肯
受故留結成
積餘藏放此
推

六十七難陰陽募俞圖

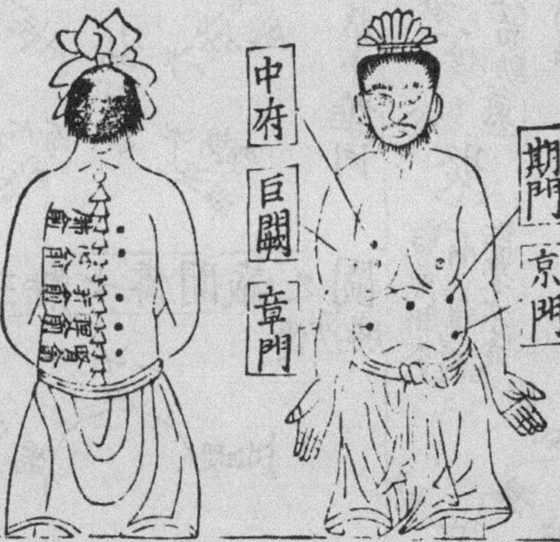

五藏之募在腹

肺募中府二穴在胸中兩旁相去六寸雲門下一寸乳上三肋間動脉陷中心募巨闕一穴在鳩尾下一寸脾募章門二穴在季肋直臍肝募期門二穴在不容兩旁各一寸五分又云乳直下一寸半腎募京門二穴在腰間季脇

五藏之俞在背

肺俞在第三椎下
心俞在第五椎下
肝俞在第九椎下
脾俞在十一椎下
腎俞在十四椎下
五俞皆俠脊兩旁各一寸半二穴

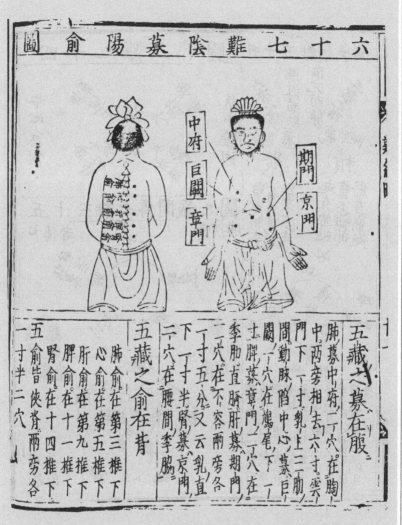

六十八難手足陰陽井滎俞經合剛柔配偶圖

手大陰肺經　　手陽明大腸經

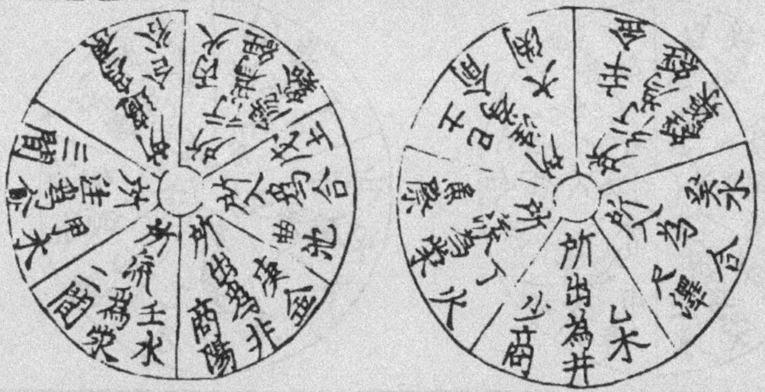

手太陰肺之經起於少商穴在手太指內側去爪甲角是也終於中府穴在雲門下一寸乳上三肋間是也○魚際穴在手大指本節後內側散脉中○太淵穴在掌後陷中○經渠穴在寸口陷中○尺澤穴在肘中約上兩筋動脉中

手陽明太腸經起於商陽穴在手太指次指之側去爪甲角如韭葉是也終於迎香穴在鼻孔旁禾髎上是也○二間在手大指次指本節前內側陷中○三間穴在手大指次指本節後內側陷中○合谷在手大指次指岐骨間陷中○陽谿在腕中上側兩筋間陷中○曲池穴在肘外輔骨屈肘曲

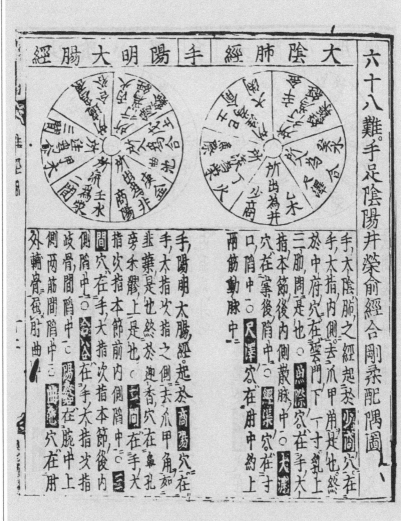

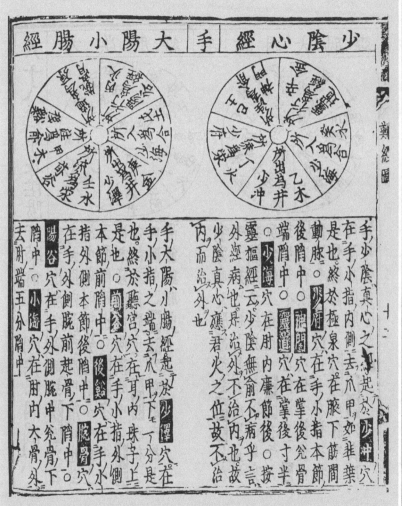

少陰心經

手少陰真心之脉起於少冲穴在手小指内側去爪甲如韭葉是也終於極泉穴在腋下筋間動脉○少府穴在手小指本節後陷中○神門穴在掌後兑骨端陷中○靈道穴在掌後寸半○少海穴在肘内廉節後○按靈樞經云少陰無俞不病乎言外經病也是治外不治内也故少陰真心應君火之位故不治内而治外也

手大陽小腸經

手太陽小腸經起於少澤穴在手小指之端去爪甲下一分是也終於聽宫穴在耳内珠子上是也○前谷穴在手小指外側本節前陷中○後谿穴在手小指外側本節後陷中○腕骨穴在手外側腕前起骨下陷中○陽谷穴在手外側腕中兑骨下陷中○小海穴在肘内大骨外去肘端五分陷中

厥陰心主　手少陽三焦經

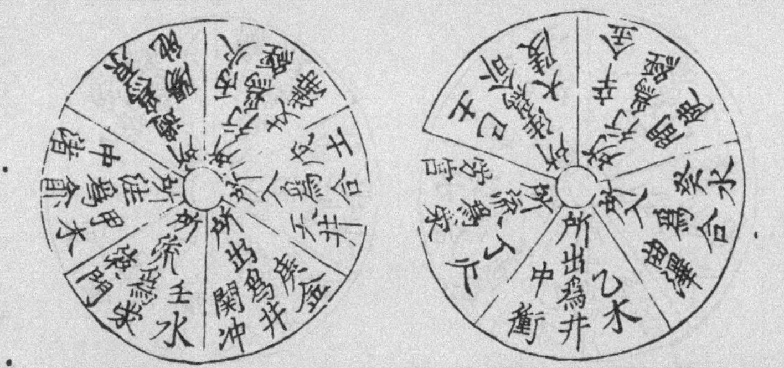

手厥陰心包絡之經起於中衝穴在手中指之端去爪甲如韭葉是也終於天池穴在腋下乳後一寸着脇肋間是也○勞宮穴在掌中央橫文動脉中屈无名指着処是○大陵穴在掌後三寸兩筋間陷中○曲澤穴在肘內廉陷中屈肘取之

手少陽三焦之經起於關衝在手小指次指之側去爪甲角如韭葉是也終於耳門穴在耳前起肉缺者是也○液門穴在手小指次指間陷中○中渚穴在手小指次指本節後間陷中○陽池穴在手表腕上陷中○支溝穴在腕後三寸兩骨間陷中○天井穴在肘外大骨後肘上一寸兩筋間陷中屈肘得之

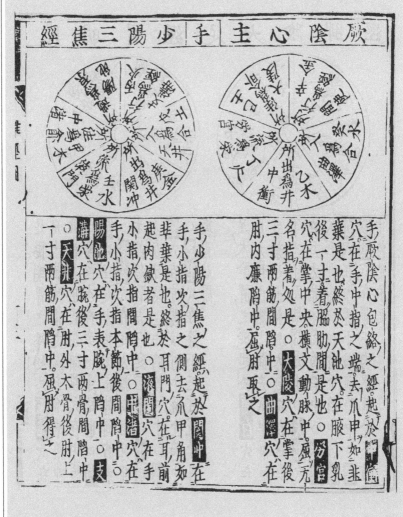

陽明胃經　足　太陰脾經

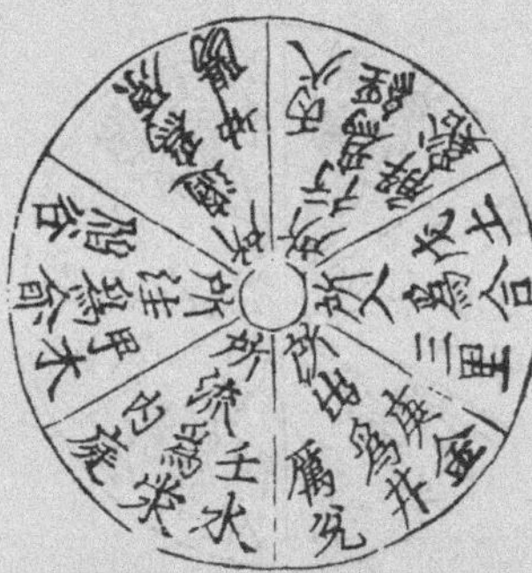

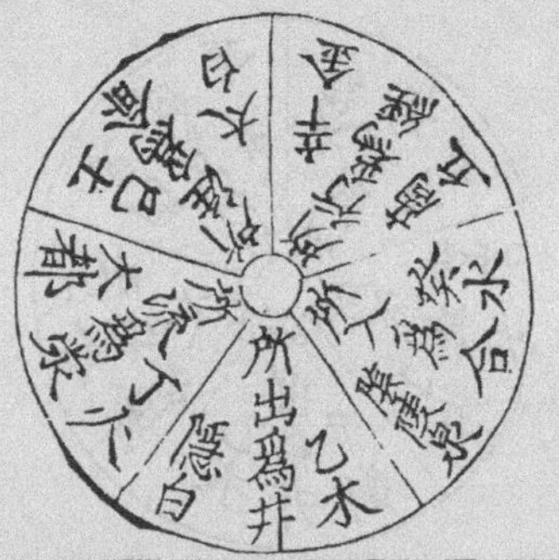

足陽明胃之經起於厲兌穴在足太指次指之端去爪甲角如韭葉是也終於頭維穴在中額角髮際本神旁一寸是也○內庭穴在足太指次指外間陷中○陷谷穴在足太指次指外間本節後陷去內庭二寸○冲陽穴在足跗上去陷谷三寸○解谿穴在冲陽後寸半脘上陷中○三里穴在膝下三寸䯒骨外廉兩筋間

足太陰脾之經起於隱白穴在足太指內側之間去爪甲角如韭葉是也終於大包穴在淵腋下三寸九肋間是也○大都穴在足太指本節後陷中○太白穴在足內側核骨下陷中○商丘穴在足內踝下微前陷中○陰陵泉穴在膝下內側輔骨下陷中伸足取之

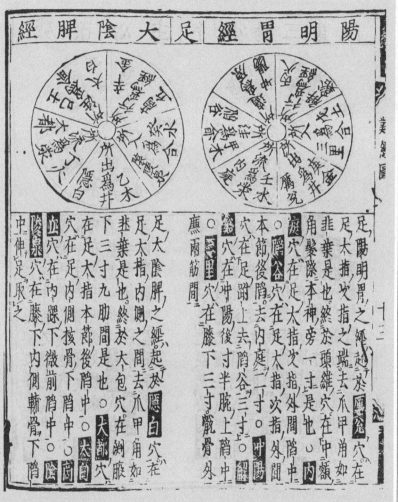

大陽膀胱經　足少陰督經

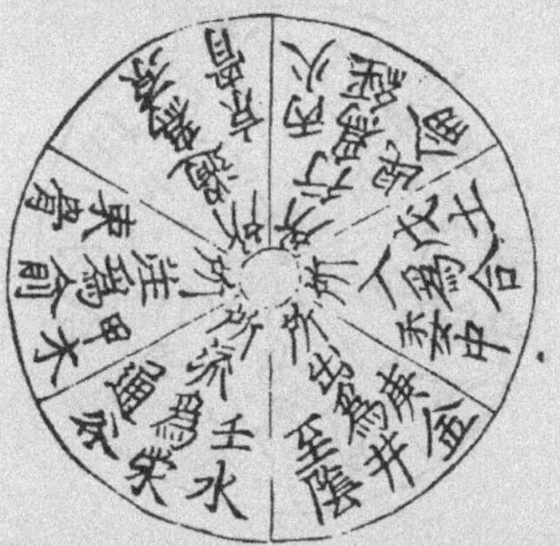

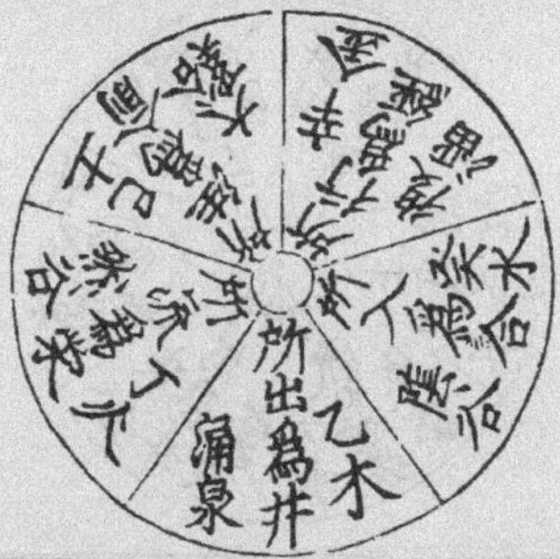

足太陽膀胱經起於至陰穴在足小指外側去爪甲如韭葉是也終於睛明穴在目內眥凑孔邊是也。通谷穴在足小指外側本節前陷中。束骨穴在足小指外側本節後陷中。京骨穴在足外側大骨下赤白肉際陷中。崑崙穴在外踝後跟骨上陷中。委中穴在膕中央約文中

足少陰腎之經起於涌泉穴在足心陷中屈足卷指宛宛中是終於俞府穴在璇璣旁二寸巨骨穴是也。然谷穴在內踝前起大骨下陷中。太谿穴在內踝後跟骨上動脈陷中是。復溜穴在內踝上二寸動脈陷中。陰谷穴在膝內輔骨後大筋間小筋上按之應手屈膝取之

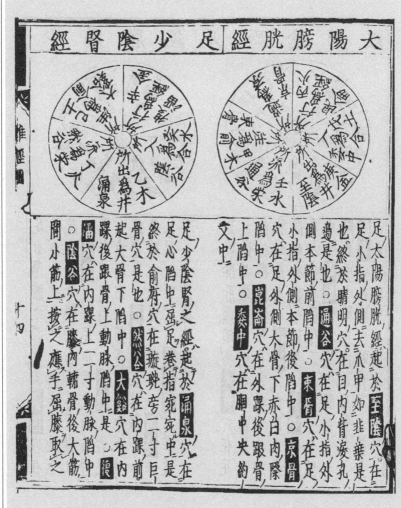

少陽膽經

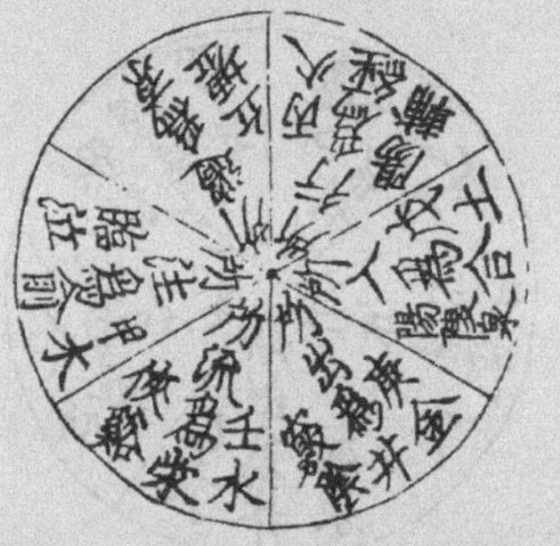

足少陽膽之經起於竅陰穴在足小指次指之端如韭葉是也絡於瞳子髎穴在目外眥是也○俠谿穴在足小指次指岐骨間本節前陷中○臨泣穴在足小指次指本節後間陷中去俠谿寸半○丘墟穴在外踝下如前陷中去臨泣三寸○陽輔在外踝上四寸○陽陵泉穴在膝下一寸外廉陷中

足厥陰肝經

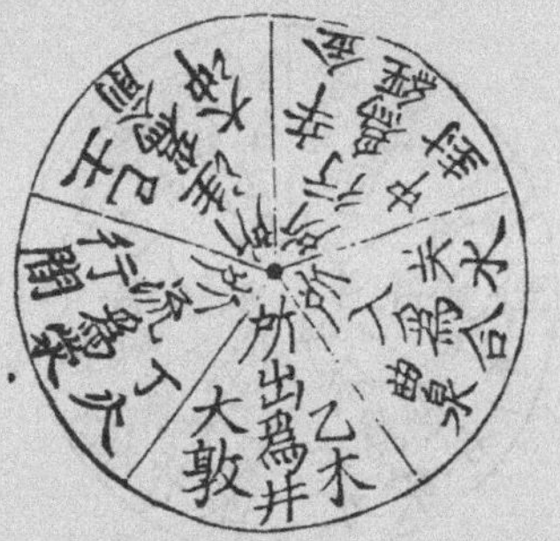

足厥陰肝經起於大敦穴在足大指之端去爪甲如韭葉是也絡於期門穴在不容旁寸半二肋端是也○行間穴在足大指間動脈應手陷中○大冲穴在足大指本節後二寸或寸半陷中○中封穴在足內踝前一寸仰足取之陷中伸足乃得之○曲泉穴在膝內輔骨下大筋上小筋下陷中屈膝取之

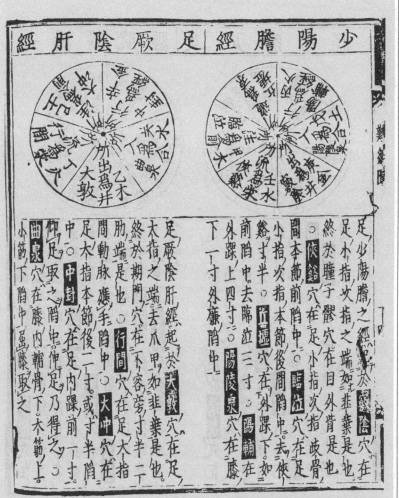

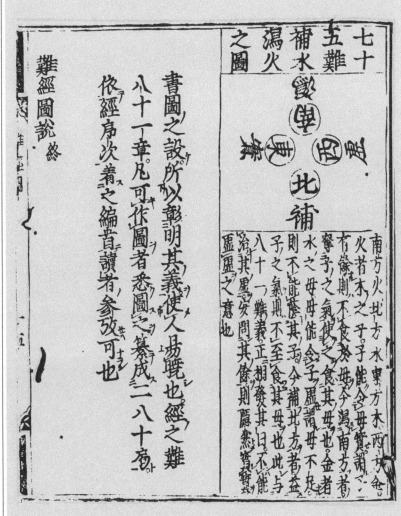

七十五難補水瀉火之圖

南方火北方水東方木西方金火者木之子子能令母實謂之有餘則不食於母今瀉南方者奪子之氣使之食其母也金者水之母母能令子虚謂母不足則不能蔭其子今補北方者益子之氣則不至食其母也此与八十一難義正相發其曰不能治其虚安問其餘則隱然實實虚虚之意也

書圖之設所以彰明其義使人易曉也經之難八十一章凡可作圖者悉圖之纂成二八十篇依經序次着之編首讀者參攷可也

難經圖說終

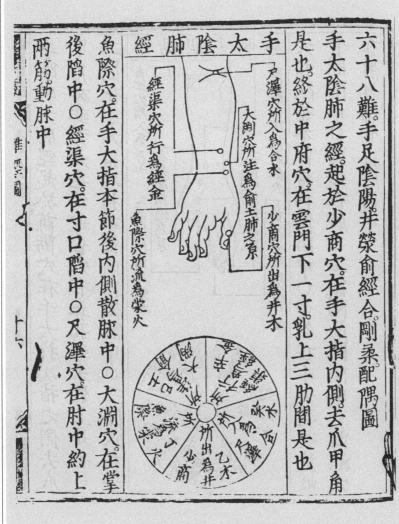

六十八難。手足陰陽井滎俞經合。剛柔配偶圖

手太陰肺之經。起於少商穴。在手大指内側。去爪甲角是也。終於中府穴。在雲門下一寸。乳上三肋間是也

手太陰肺經

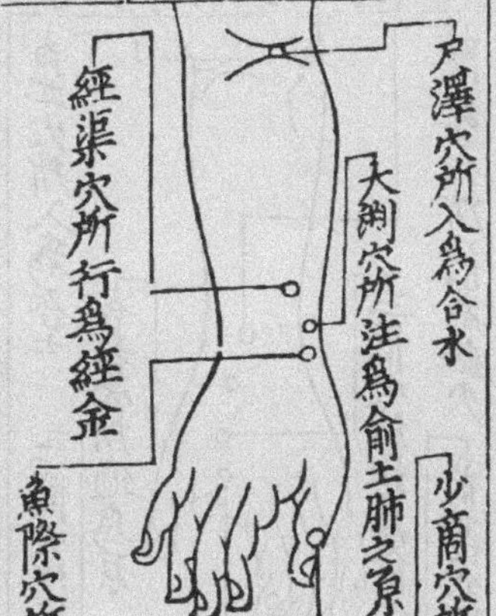

魚際穴。在手大指本節後内側散脉中○大淵穴。在掌後陷中○經渠穴。在寸口陷中○尺澤穴。在肘中約上兩筋動脉中

手陽明大腸經起於商陽穴在手大指次指之側去爪甲角如韭葉是也終迎香穴在鼻孔旁禾髎上是也○二間在手大指次指本節前内側陷中○三間穴在手

手陽明大腸經

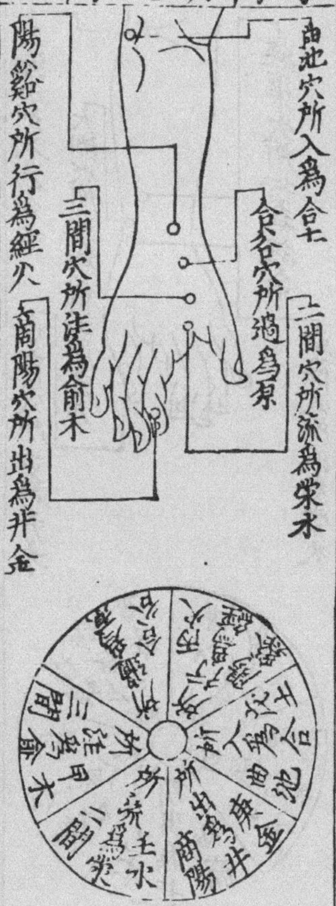

大指次指本節後内側陷中○合谷在手大指次指岐骨間陷中○陽谿在腕中上側兩筋間陷中○曲池穴在肘外輔骨屈肘曲中

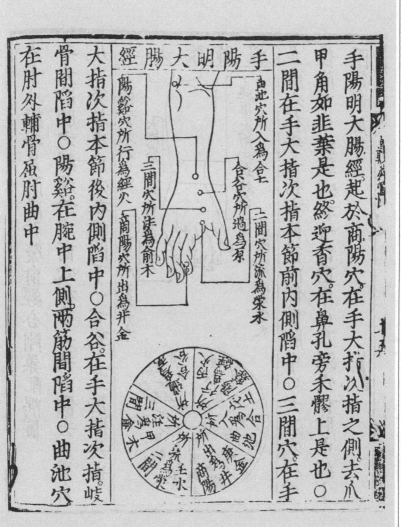

手少陰真心之經。起於少冲穴。在手小指內側。去爪甲如韭葉是也。絡於極泉穴。在腋下。筋間動脉○少府穴。在手小指本節後陷中○神門穴。在掌後兊骨端陷中

手少陰心經

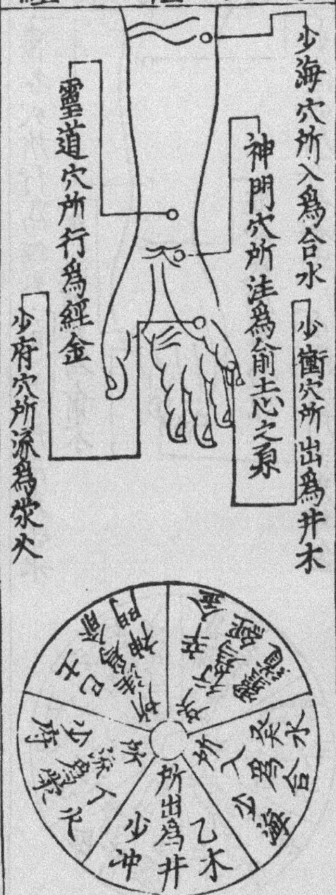

○靈道穴。在掌後寸半○少海穴。在肘內廉節後○按靈樞經云。少陰無俞。不病乎。言外經病也。是治外不治內也。故少陰真心應君火之位。故不治內。而治外也

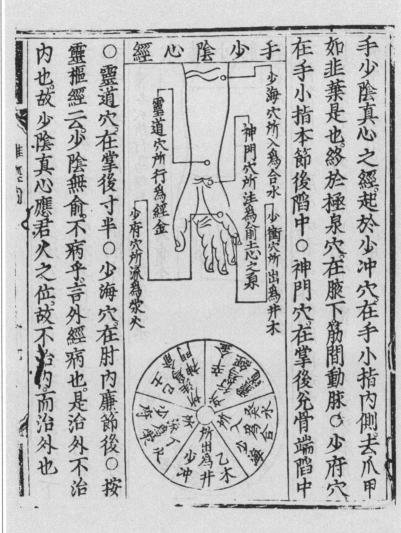

手太陽小腸經起於少澤穴在手小指之端去爪甲下一分是也終於聽宮穴在耳内珠子上是也○前谷穴在手小指外側本節前陷中○後谿穴在手小指外側

手太陽小腸經

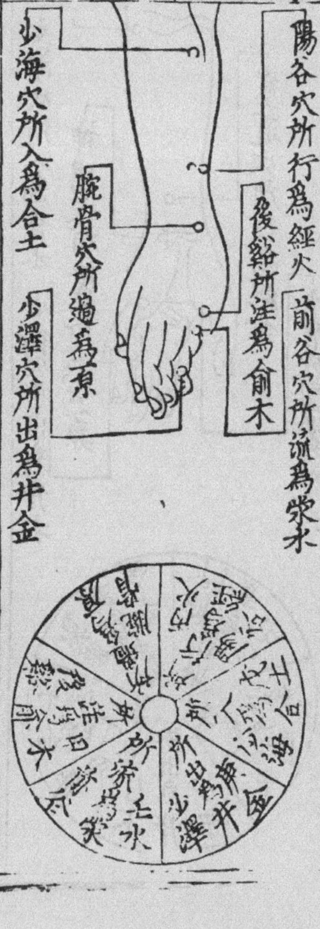

本節後陷中○腕骨穴在手外側腕前起骨下陷中○陽谷穴在手外側腕中兊骨下陷中○少海穴在肘内大骨外去肘端五分陷中

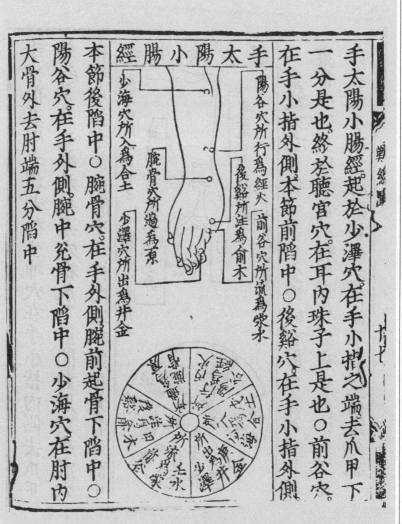

手厥陰心包絡之經。起於中冲穴。在手中指之端。去爪甲如韭葉是也。終於天池穴。在腋下乳後一寸着掬肋間是也○勞宮穴。在掌中央横文動脉中。屈無名指着

手厥陰心主

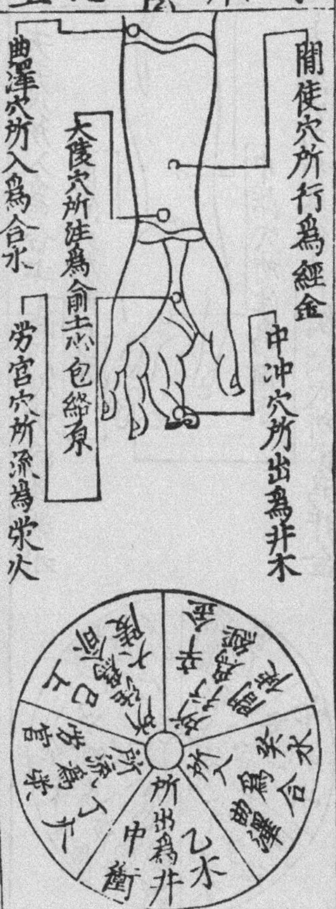

處是也○大陵穴。在掌後兩筋間陷中○間使穴。在掌後三寸兩筋間陷中○曲澤穴。在肘内廉陷中。屈肘取之

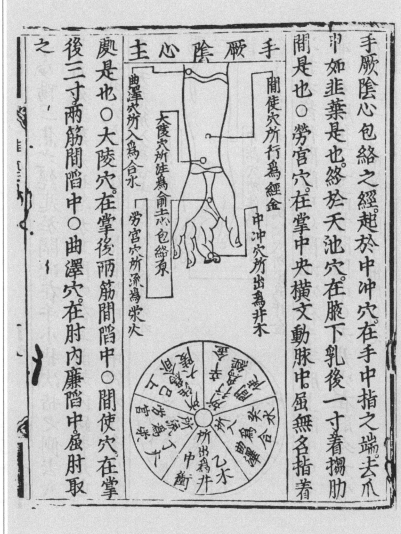

手少陽三焦之經。起於關沖。在手小指次指之側去爪甲角如韭葉是也。終於耳門穴。在耳前起肉缺者是也。○液門穴。在手小指次指間陷中○中渚穴。在手小指

手少陽三焦經

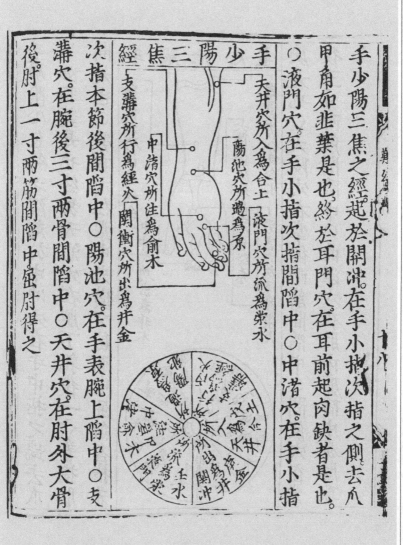

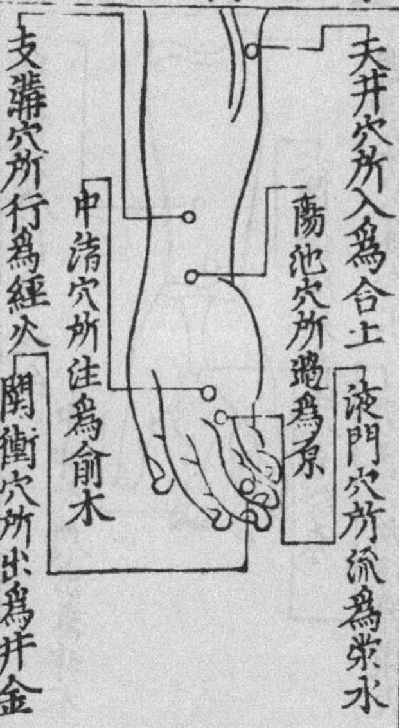

次指本節後間陷中○陽池穴。在手表腕上陷中○支溝穴。在腕後三寸兩骨間陷中○天井穴在肘外大骨後肘上一寸兩筋間陷中。屈肘得之

足陽明胃之經。起於厲兌穴。在足大指次指之端。去爪甲角如韭葉是也。絡於頭維穴。在中額角髮際本神旁一寸是也○內庭穴。在足大指次指外間陷中○陷谷

足陽明胃經

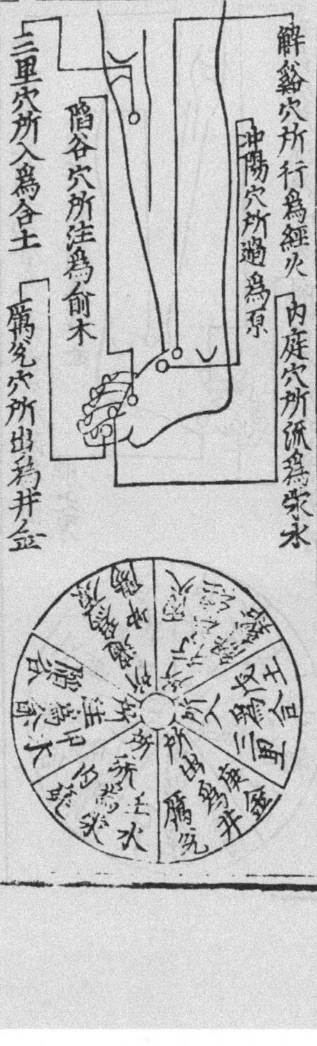

穴。在足大指次指外間本節後陷。去內庭二寸○冲陽穴。在足跗上去陷谷三寸○解谿穴。在冲陽後寸半腕上陷中○三里穴。在膝下三寸䯒骨外廉兩筋間

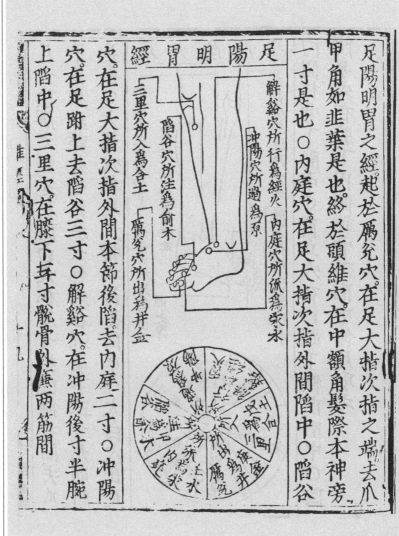

足大陰脾之經起於隱白穴在足大指內側之間去爪甲角如韭葉是也終於太包穴在淵腋下三寸九肋間是也○大都穴在足大指本節後陷中○太白穴在足

足大陰脾經

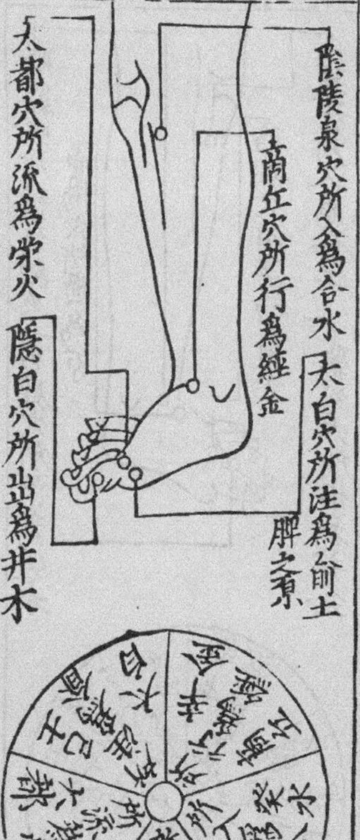

內側核骨下陷中○商丘穴在內踝下微前陷中○陰陵泉穴在膝下內側輔骨下陷中伸足取之

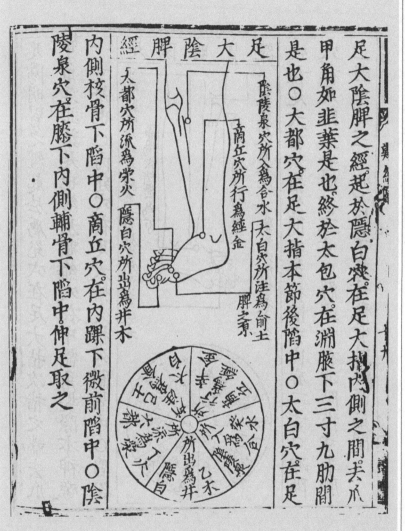

足太陽膀胱經起於至陰穴在足小指外側去爪甲如韭葉是也終於睛明穴在目內眥渡孔邊是也○通谷穴在足小指外側本節前陷中○束骨穴在足小指外

足太陽膀胱經

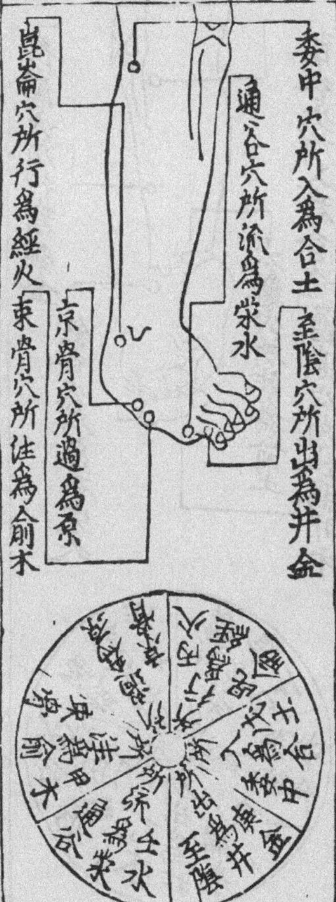

側本節後陷中○京骨穴在足外側大骨下赤白肉際陷中○崑崙穴在外踝後跟骨上陷中○委中穴在膕中央約文中

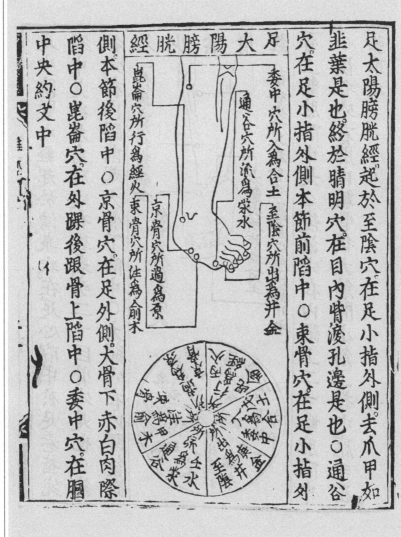

足少陰腎之經。起於涌泉穴。在足心陷中。屈足卷指宛宛中是。終於俞府穴。在璇璣旁二寸巨骨穴是也○然谷穴。在內踝前起大骨下陷中○大谿穴。在內踝後跟

足少陰腎經

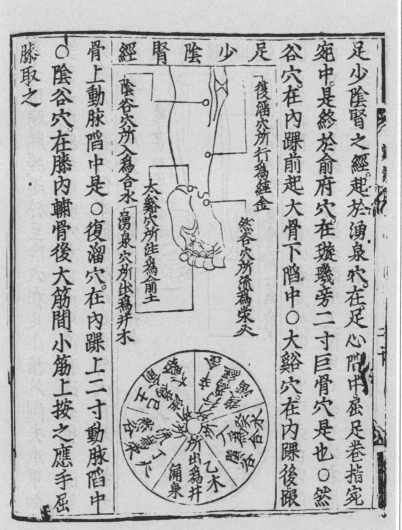

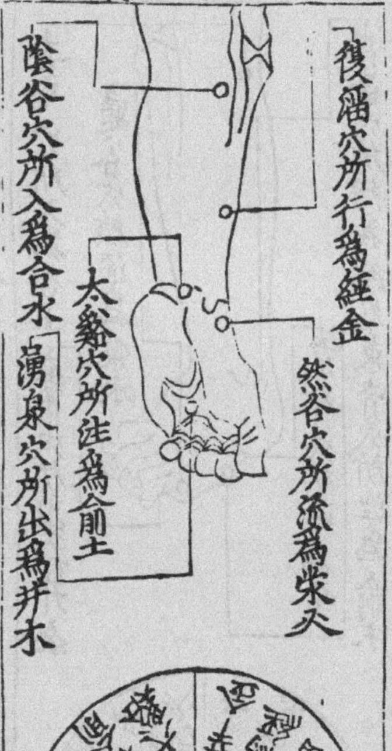

骨上動脉陷中是○復溜穴。在內踝上二寸動脉陷中○陰谷穴。在膝內輔骨後大筋間小筋上按之應手屈膝取之

足少陽膽之經起於竅陰穴在足小指次指之端如韭葉是也終於瞳子髎穴在目外眥是也○俠谿穴在足小指次指岐骨間本節前陷中○臨泣穴在足小指次

足少陽膽經

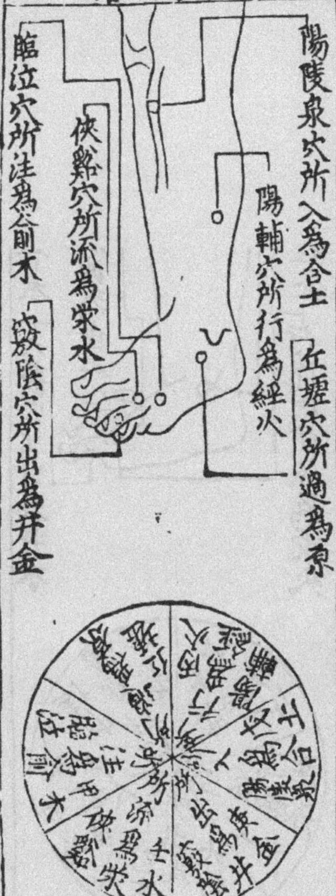

指本節後間陷中去俠谿寸半○丘墟穴在外踝下如前陷中去臨泣三寸○陽輔穴在外踝上四寸○陽陵泉穴在膝下一寸外廉陷中

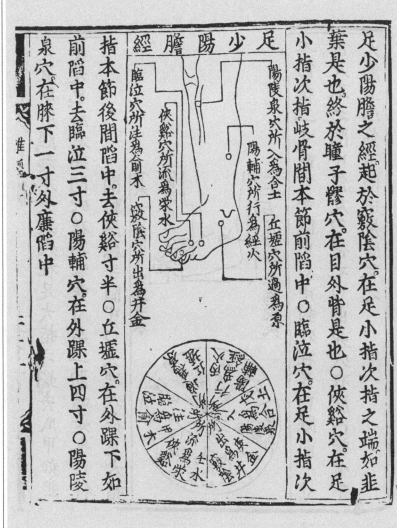

足厥陰肝經。起於大敦穴，在足大指端，去爪甲如韭葉是也。終於期門穴，在不容旁寸半二肋端是也○行間動脉應手陷中○太冲穴，在足大指

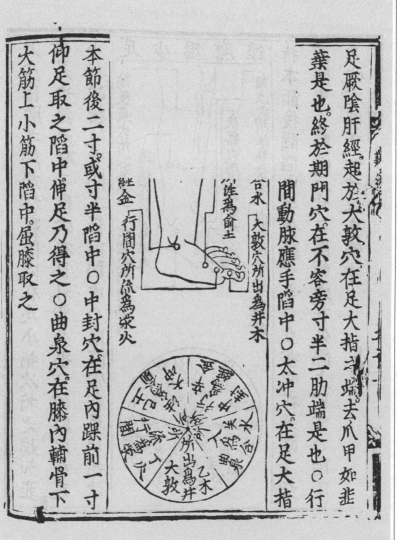

本節後二寸，或寸半陷中○中封穴在足內踝前一寸仰足取之陷中，伸足乃得之○曲泉穴，在膝內輔骨下大筋上小筋下陷中。屈膝取之

新刊勿聽子俗解八十一難經卷之一

盧國秦越人著述

醫峯勿聽子　熊宗立俗解

○一難曰十二經皆有動脉獨取寸口以决五藏六府死生吉凶之法何謂也然寸口者脉之大會手太陰之脉動也難去声設問之辞然者答辞後皆倣此藏去声下同

經徑也謂無所不通言其有常也脉者元氣也十二經脉皆係生氣之原所謂生氣者十二經之根本也故各經皆有動脉如足陽明經脉動衝陽足少陰經脉動太谿之類寸口者右手氣口也內經曰氣口何以獨爲五藏主岐伯曰胃者水穀之海六府之大

也五味入口藏於胃變現於氣口又曰脉會太淵寸口是太淵穴也是知寸口爲脉大會之處故能斷決五藏六府生死吉凶矣

人一呼脉行三寸一吸脉行三寸呼吸定息脉行六寸人一日一夜凡一萬三千五百息脉行五十度周於身漏水下百刻榮衛行陽二十五度行陰亦二十五度爲一周也故五十度復會於手太陰寸口者五藏六府之所終始故法取於寸口也　復扶又反

呼者因陽出吸者從陰入一呼脉動二至行三寸一吸脉動二至亦行三寸一呼一吸爲一息故一息之間脉動四至共行六寸凡人一日一夜通計一萬三

千五百息每一息六寸推之總得八百一十丈人身之經脉計長一十六丈二尺以八百一十丈筭除之即得五十度謂脉循環於周身一日一夜經過五十次矣榮爲血屬陰衛爲氣屬陽榮行脉中衛行脉外人之榮衛於銅壺漏水一日一夜下一百刻之中行陽二十五度行陰亦二十五度爲一周也人脉之始起於右手肺其終復會於右手太陰太淵穴故診脉之法必取右寸以斷生死吉凶也〇一息脉行六寸二百七十息脉行一十六丈二尺爲一度循環周身故行陽二十五度行陰亦二十五度從子時至巳陽也午時至亥陰也

○二難曰脉有尺寸何謂也然尺寸者脉之大要會也從關至尺是尺内陰之所治也從關至魚際是寸口内陽之所治也故分寸爲尺分尺爲寸

脉有三部寸關尺也關界也關界乎中從關至尺澤穴當一尺故名之曰尺從關至魚際穴當一寸故取寸之名也關界之上寸口所屬爲陽之所主治也關界之下尺之所屬爲陰之所主治也故自魚際穴起一寸之後分爲尺自尺澤穴起一尺之前分爲寸也故陰得尺中一寸陽得寸内九分尺寸終始一寸九分故曰尺寸也

一寸者十數偶也故陰得尺内一寸應老陰之數九

分者九數奇也故陽得寸內九分應老陽之數尺寸之分陰陽所屬終始一寸九分是脉要會之去處可察病之來由

○三難曰脉有太過有不及有陰陽相乘有覆有溢有關有格何謂也然關之前者陽之動也脉當九分而浮過者法曰太過減者法曰不及遂上魚爲溢爲外關內格此陰乘之脉也關以後者陰之動也脉當見一寸而沉過者法曰太過減者法曰不及遂入尺爲覆爲內關外格此陽乘之脉也 乘去声

關前寸口陽脉之動當現九分而浮合陽奇九数關後尺部陰脉之動當見一寸而沉合陰偶十数二一者

之脉皆爲平也。尺寸分別陰陽常相濟不可偏勝有偏勝則脉有太過不及覆溢關格見焉若陰氣太甚拒於陽使陽氣不得相營於下故脉上出於魚際是名曰溢謂之外關内格陰偏勝而乘於陽是陰太過而陽不及也若陽氣太甚拒於陰使陰氣不得相營於上故脉下入於尺澤是名曰覆謂之内關外格陽偏勝而乘於陰是陽太過而陰不及也

故曰覆溢是其真藏之脉人不病而死也

覆如上傾而下也溢如内泛出外也覆溢之脉是陰陽不相濟各自偏勝所謂孤陽不生獨陰不成以致上下相離是爲真藏之脉是無胃氣以和之人雖不

病脉則死也．

○四難曰脉有陰陽之法何謂也然呼出心與肺吸入腎與肝呼吸之間脾受穀味也其脉在中

脉有陰陽氣分吹嘘在乎呼吸而已心與肺在上爲陽主氣之呼出也腎與肝在下爲陰主氣之吸入也脾雖不主呼吸唯主受納穀味然其位居心肺肝腎之中其脉亦在於四藏呼吸之中矣詳見下文

浮者陽也沉者陰也故曰陰陽也心肺俱浮何以別之然浮而大散者心也浮而短濇者肺也肝腎俱沉何以別之然牢而長者肝也按之濡舉指來實者腎也脾者中州故其脉在中是陰陽之法也（別）必列反（濡）音軟

大散長者俱陽也短濇牢實濡者皆陰也實即石也
外騰於上者謂之浮爲陽則按之不足舉之有餘脉
潜於下者謂之沉爲陰則輕手不見重手乃得心肺
在上故脉俱浮腎肝在下故脉俱沉分別言之浮而
大散者爲正陽是心脉也浮而短濇者爲陽中之陰
是肺脉也牢而長者爲陰中之陽爲肝脉也按之濡
舉指來實者爲至陰是腎脉也所謂正陽者純陽也
至陰者純陰也陽中之陰陰中之陽者半陰半陽者
也脾屬土象中州故居心肺腎肝之中而播敷於四
藏不言脉者脉在其中矣是謂陰陽之法也
脉有一陰一陽一陰二陽一陰三陽有一陽一陰一陽

二陰一陽三陰如此之言寸口有六脉俱動耶然此言者非言有六脉俱動也謂浮沉長短滑濇也浮者陽也滑者陽也長者陽也沉者陰也短者陰也濇者陰也所謂一陰一陽者謂脉來沉而滑也一陰二陽者謂脉來沉滑而長也一陰三陽者謂脉來浮滑而長時一沉也所言一陽一陰者謂脉來浮而濇也一陽二陰者謂脉來長而沉濇也一陽三陰者謂脉來沉濇而短時一浮也各以其經所在名病逆順也

一陰一陽者謂脉來沉而滑現於左手尺部是腎與膀胱之順脉也現於左手寸口是心與小腸之逆脉也一陰二陽者脉來沉滑而長此脉現於陰部是陽

乘於陰也。一陰三陽者。脉來浮滑而長。時一沉也。尺部見之。陽中伏陰也。一陽一陰者。脉來浮而濇。現於右手寸口。是肺與大腸之順脉也。現於左手關中。是肝膽之逆脉也。一陽二陰者。脉來長而沉濇也。此脉現於陽部。是血氣俱虚。爲陰乘陽也。一陽三陰者。脉來沉濇而短。時一浮也。寸部見之。陰中伏陽也。各以十二經所在。審四時之候。察六脉之變。可知病名之逆順。以决其凶吉也

○五難曰。脉有輕重。何謂也。然。初持脉如三菽之重。與皮毛相得者。肺部也。如六菽之重。與血脉相得者。心部也。如九菽之重。與肌肉相得者。脾脉也。如十二菽之重。

與筋平者肝部也按之至骨舉指來疾者腎脉也故曰輕重也〔菽〕音叔

輕清浮於上者爲天重濁沉於下者爲地人秉天地之氣所生五藏之脉亦有輕重浮沉同天地之氣也菽豆也故脉之輕重將菽而較其等第蓋肺爲四藏之華蓋最居等上凡持肺脉要輕手按之如三菽之重只在皮毛之間是肺脉也故肺主皮毛心在肺下居次等凡持心脉要略重些手按之如六菽之重與血脉相得者心脉也故心主血脉脾在心之下居第三等諸藏之中凡持脾脉要半輕半重手按之如九菽之重與肌肉相得者脾脉也故脾主肌肉肝在脾

之下居第四等凡持肝脉要重此手按之如十二菽之重與筋平過者肝脉也故肝主筋腎在四藏之最下第五等九持腎脉須要重下手按之至骨擧指來疾者腎脉也故腎主骨腎不言菽者推之當如十五菽之重矣此章之難惟較脉有輕重之法不謂診切故云持脉

○六難曰脉有陰盛陽虚陽盛陰虚何謂也然浮之損小沉之實大故曰陰盛陽虚沉之損小浮之實大故曰陽盛陰虚是陰陽虚實之意也

陰陽偏勝則有虚實之變此謂寸口脉本浮今反減損而小尺部本沉今反更實大是名陽不足而陰太

過此陰盛陽虚也尺部脉本沉今反沉之又加沉寸口脉本浮今反浮而加實大是名陰不足而陽有餘此陽盛陰虚也

○七難曰經言少陽之至乍大乍小乍短乍長陽明之至浮大而短太陽之至洪大而長太陰之至緊大而長少陰之至緊細而微厥陰之至沉短而敦此六者是平脉也将病脉耶然皆王脉也其氣以何月各王幾日然冬至之後得甲子少陽王復得甲子陽明王復得甲子太陽王復得甲子太陰王復得甲子少陰王復得甲子厥陰王王各六十日六六三百六十日以成一歳此三陰三陽之王時日大要也　(少)(王)並去声　(復)扶又反

陰陽二氣更迭乎四時。冬至則陰極陽生。夏至則陽極陰生。此謂冬至後得甲子日。少陽初氣始生。王六十日。當此之時其氣尚微。其候尚寒。故脉進退無常大小長短不定。第二甲子日。或在正月或二月或三月。交陽明二氣。王六十日。當此之時其氣始萌未盛其候始暄。故脉來浮大而短。第三甲子。或在三月或四月或五月。交太陽三氣。王六十日。當此之時。其氣大盛。其候大熱。故脉來洪大而長。夏至後得第四甲子。交太陰四氣。王六十日。當此之時。其氣承夏餘陽陰氣初生。其候暑濕。故脉緊大而長。第五甲子或在七月或八月或九月。交少陰五氣。王六十日。當此之時陽氣衰微陰氣漸盛其候清凉故脉緊細而微第六甲子或在九月或十月交厥陰終氣王六十日當此之時陰氣極盛其候寒凝故脉沉短而敦敦者重也凡此六者非謂平脉亦不言病脉也是三陰三陽所王時候之要訣也

○八難曰寸口脉平而死者何謂也然諸十二經脉者皆係於生氣之原所謂生氣之原者謂十二經之根本也謂腎間動氣也此五藏六府之本十二經脉之根呼吸之門三焦之原一名守邪之神（藏去聲後凡說藏府者並同）萬物所生必有其原夫人生氣之原者腎間動氣是也腎之動脉在足内踝骨上動脉陷中名曰太谿穴

是足少陰腎之經男子以右腎爲命門女子以左腎爲命門主生死之要故謂命門脉此係生氣之原藏府經絡之根本通呼吸之門作三焦之原又名守邪之神者言其能建立根本保守形真扶衛内外不使閑邪傷其身也

故氣者人之根本也根絕則莖葉枯矣寸口脉平而死者生氣獨絕於内也

故此動氣是人之根本也譬如樹之有根根本堅固則枝葉茂盛根絕則枝葉枯矣寸口脉平而死者是此生氣之動脉已絕矣凡病必診太谿脉之有無以決其生死也

○九難曰何以別知藏府之病也然數者府也遲者藏也數則爲熱遲則爲寒諸陽爲熱諸陰爲寒故以別知藏府之病也 別彼列反 數入声

傷寒論太陽陽明少陽三陽受病屬府府爲陽陽主熱也太陰少陰厥陰三陰受病屬藏藏爲陰陰主寒也是知諸陽爲熱諸陰爲寒寒則脉遲熱則脉数故可別知藏府之病

○十難曰一脉爲十變者何謂也然五邪剛柔相逢之意也

五邪者虚邪實邪微邪賊邪正邪也剛柔者陰陽也剛爲陽曰甚柔爲陰曰微此謂一部之脉相生相尅

遂分五邪剛柔相逢則或甚或微遂成十變今以心
部爲例說見下文餘部倣此而推

假令心脉急甚者肝邪干心也心脉微急者膽邪干小
腸也（令平声下同）

急猶弦也肝之脉也假如心脉當王之時反見弦急
之甚者肝邪干心也心脉微急者膽邪干小腸也木
生火謂母來生我爲從後來者爲虛邪

心脉大甚者心邪自干心也心脉微大者小腸邪自干
小腸也

大猶洪也心部脉見大是自家之脉心邪自干心爲
正邪

心脉緩甚者脾邪干心也心脉微緩者胃邪干小腸也
緩慢也脾土之脉心部見之火生土是我去生子爲
從前來者爲實邪
心脉濇甚者肺邪干心也心脉微濇者大腸邪干小腸
也
濇肺之脉心部見之火尅金是夫乗妻從其所勝者
爲微邪
心脉沉甚者腎邪干心也心脉微沉者膀胱邪干小腸
也
沉者腎脉也心部見之水尅火鬼來尅我是從所不
勝者爲賊邪

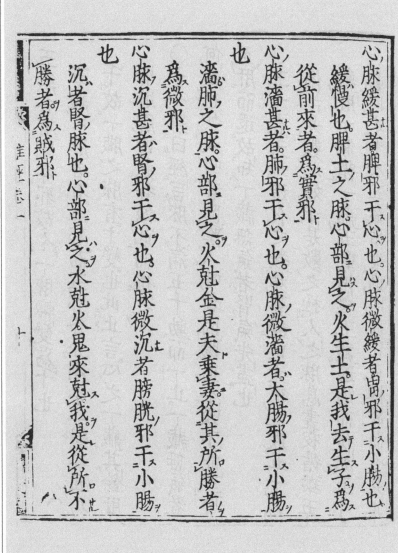

五藏各有剛柔邪。故令一脉輒變爲十也

五藏之脉各有五邪而五邪各分剛柔一變二五爲十故一藏之脉有十變也。此止言心之一藏其餘肝腎肺脾四藏各倣此。而推之

○十一難曰經言脉不滿五十動而一止。一藏無氣者何藏也。然人吸者隨陰入。呼者因陽出。今吸不能至腎。至肝而還。故知一藏無氣者腎氣先盡也

五十合天地造化之數。易繫辭曰。大衍之數。五十乃備。一是數之始。十是數之極。人之脉息。晝夜循環五藏。脉一動循一藏。五動循環五藏。遍周而復始五十動則是十次。五藏循環遍。則數皆至極數而不見止

脉者五藏皆平故無病也今不滿五十動而見止脉是一藏無氣謂平人一呼脉兩動一動肺一動心一吸脉兩動一動肝一動腎心肺陽也故云呼因陽出肝腎陰也故云吸隨陰入脾居中位脉動呼吸兩界之間平人脉亦有一息五至者一動是脾脉也假如一呼一吸脉四動初動肺二動心三動脾四動肝而止却還復動肺是不至腎也故腎藏無氣如此只在肺心脾肝四藏循環皆滿十之極數則四十動後乃見止脉是知腎之一藏無氣而先絶也

○十二難曰經言五藏脉已絶於內用鍼者反實其外五藏脉已絶於外用鍼者反實其內內外之絶何以別之

之然五藏脉已絶於内者腎肝脉絶於内也而醫反補
其心肺五藏脉已絶於外者其心肺脉絶於外也而醫
反補其腎肝陽絶補陰陰絶補陽是謂實實虛虛損不
足而益有餘如此死者醫殺之耳（別）彼刻及後並同
五藏之中心肺在上為陽應乎外主氣血皮毛故云
呼出心與肺則呼因陽出於外也腎肝在下為陰應
乎内主筋骨故云吸入腎與肝則吸隨陰入於内也
今云五藏之脉絶於外者心肺脉絶於外也醫反以
鍼補其内之腎肝五藏之脉絶於内者腎肝脉絶於
内也醫反以鍼補其外之心肺是謂陽絶補陰陰絶
補陽也經云虛者補之實者瀉之今心肺之脉浮

之盛此心肺有餘之實熱是當瀉之醫反以藥補其心肺而瀉其腎肝腎肝之脉遲濇之盛此腎肝不足之虛寒是當補之醫反以藥瀉其腎肝而補其心肺是謂實其實虛其虛損其不足益其有餘如此而死者醫殺之明矣馮氏謂此篇當在六十難之後以用針補瀉之類相從也

○十三難曰經言見其色而不得其脉反得相勝之脉者即死得相生之脉者病即自已

見其色而不得其脉者是色與脉不相應也假如肝之青色見於面而脉反浮濇而短者是肺脉也肺金尅肝木爲賊邪是相勝之脉病即死也若得沉滑腎

之脉腎水生肝木是相生之脉其病自愈也
色之與脉當參相應爲之柰何然五藏有五色皆見於
面亦當與寸口尺內相應假令色青其脉當弦而急色
赤其脉浮大而散色黃其脉中緩而大色白其脉浮濇
而短色黑其脉沉濡而滑此所謂五色之與脉當參相
應也（應）平声（見）音現
五藏五色肝青心赤脾黃肺白腎黑也若一色現於
面即當與寸關尺脉之相應是色與脉當參相應也
假如青色現於面其脉弦而急是肝之順脉此相應
也其餘倣此而推
脉數尺之皮膚亦數脉急尺之皮膚亦急脉緩尺之皮

膚亦緩脉濇尺之皮膚亦濇脉滑尺之皮膚亦滑（數入声）

尺者肺范結尺澤穴是臂内也。數心脉也。急肝脉也。

緩脾脉也。濇肺脉也。滑腎脉也。假如脉數而臂之皮

膚亦數是脉與皮膚内外相應故無病若脉滑而臂

之皮膚反濇是皮膚與脉内外不相應故病也

五藏各有聲色臭味。當與寸口。尺内相應其不相應者

病也（濇平声）

肝脉弦。其色青其聲呼。其臭臊其味酸。心脉洪。其色

赤。其聲笑其臭焦其味苦脾脉緩其色黄其聲歌。其

臭香其味甘肺脉濇。其色白其聲哭。其臭腥其味辛

腎脉沉其色黒其聲呻。其臭腐。其味鹹此謂相應也。

假如肝病色白多哭好辛喜懼此謂不相應也聲色
臭味皆肺之證。金剋木曰賊邪故病也
假令色青其脉浮濇而短。若太而緩爲相勝浮太而散。
若小而滑爲相生也
色青是肝木。其脉浮濇而短是肺脉。金剋木也。是爲
賊邪若太而緩是脾脉。木剋土也。是爲微邪此二者
皆謂之相勝其脉浮太而散是心脉。木生火也。若脉
小而滑是腎脉。水生木也二者皆謂之相生。餘色倣
此類推
經言知一爲下工。知二爲中工。知三爲上工。上工者十
全九。中工者十全八。下工者十全六。此之謂也

上工者能知五藏聲色臭味而爲五藏之病又知寸口尺内脉之相應又知相勝相生之理知此三者則治病十可全九中工者能知五藏聲色臭味及寸口尺内脉之相應而不知相勝相生之理則治病十可全八下工者但知五藏聲色臭味而已則治病十可全六

新刊勿聽子俗解八十一難經卷之一終

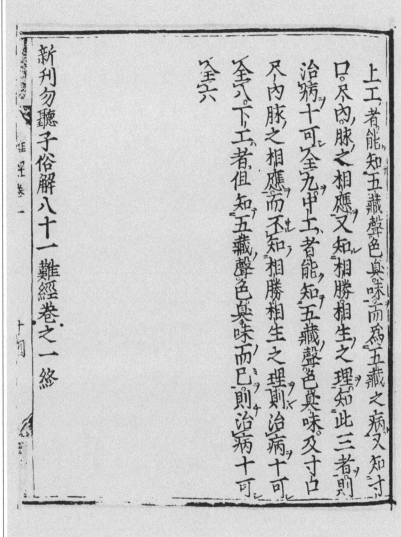

新刊勿聽子俗解八十一難經卷之二

○十四難曰脈有損至何謂也然至之脈一呼再至曰平三至曰離經四至曰奪精五至曰死六至曰命絶此㊟之脈也何謂損一呼一至曰離經二呼一至曰奪精三呼一至曰死四呼一至曰命絶此謂損之脈也至脈從下上損脈從上下也上声㊤上上声下如字㊦上如字下

損者不及也至者太過也從下漸增於上曰至從上漸減於下曰損脈之一呼再至即一息四至平脈也一呼三至即一息六至數脈一呼一至即一息二至敗脈此二者一至一損皆曰離經離經者離其常經而病也一呼四至即一息八至脱脈二呼一至即一

息一至敗脉此二者一至一損皆曰奪精奪精者氣耗血枯神慘色瘁其精華猶如奪去也一呼五至即歸墓脉三呼一至即二呼一吸得一至此二者一至一損皆曰死也一呼六至即絶魂脉四呼一至即兩息一至枯脉此二者一至一損皆曰命絶命絶者藏敗神去氣絶則死也本經云此死之脉也死字當作至

損脉之為病奈何然一損損於皮毛皮聚而毛落二損損於血脉血脉虛少不能榮於五臓六府也三損損於肌肉肌肉消瘦飲食不能為肌膚四損損於筋筋緩不能自收持五損損於骨骨痿不能起也本經一損又七者至死

収病也。從上下者。骨痿不能起於牀者死。從下上者。皮聚而毛落者死。〔上〕上如字。下上声。〔下〕上上声。下如字。〔痿〕音委

五藏最居於上者。爲肺。蓋肺爲諸藏之華蓋。內受諸經百脉之朝會。外主榮於皮毛。今損脉爲病。自上而下。先損肺。故皮枯。而毛折也。其次曰心。心在肺下。爲之君主。專主血脉。故二損。損於心。則身無主宰。血脉枯虚。不能榮華五藏六府也。其次曰脾。脾在心下。受納五穀之氣。外充肌肉。內養藏府。故三損。損於脾。則飲食不化。肌肉消瘦也。其次曰肝。肝在脾下。主受心血。內養於筋。外華在爪。故四損。損於肝。則筋衰緩縱。不能收拾維持也。腎最在下。主受五藏六府之精華。

外主榮髪内主骨故五損損腎則骨枯髓竭弱臥床不能起也蓋此五者謂之損脉之病是從上而下從肺損至腎也反此五者謂從下而上從腎至肺是至脉之病也本經言至於收病也於收二字當作脉之二字恐傳寫之誤矣

然治損之法奈何然損其肺者益其氣損其心者調其榮衛損其脾者調其飲食適其寒温損其肝者緩其中損其腎者益其精此治損之法也（治平声）

形寒飲冷則傷肺肺主氣故損於肺者當補益其氣氣調百脉則精華潤於皮毛憂愁思慮則傷心心主血脉故損於心者當調和榮衛則血脉貫通飲食勞

倦則傷脾脾旺四季主飲食故損於脾者當以節飲
之性味隨四時寒温之氣而調適其宜則自然充養
肌肉恚怒氣逆則傷肝肝主怒故損於肝者當宜食
甘物如粳米牛肉棗葵之類甘屬脾土味性緩肝之
性急故以甘味以緩之則筋脉自然營運久坐濕地
強力房勞則傷腎腎藏精精爲養身之本故損於腎者
當調宜鹹味以補益其精精氣充備則能養乎骨髓
也此五者治損之要法也治至之法以意類推
脉有一呼再至一吸再至有一呼三至一吸三至有一
呼四至一吸四至有一呼五至一吸五至有一呼六至
一吸六至有一呼一至一吸一至有再呼一至再吸一

至病呼吸再至脉來如此何以別知其病也
有呼吸再至即一呼一至一吸一至也謂疑似衍文
○此一節重說損至之脉動數詳見下文
然脉來一呼再至一吸再至不大不小曰平一呼三至
一吸三至為適得病前大後小即頭痛目眩前小後大
即胸滿短氣
脉來一呼再至一吸再至不大不小至數勻調即平
人之脉也一呼三至一吸三至名曰數脉適始初也
前大後小者寸前之大也寸為上部法天主胸以上
至頭之有病故頭腦疼痛眼目眩暈前小後大者寸
後之大也關主中部法人主胸下至臍之有病故

菡滿塞氣息短促

一呼四至。一吸四至。病欲甚。脉洪大者苦煩滿沉細者
腹中痛滑者傷熱濇者中霧露（中）上平声下去声
此言一息八至之脉。是病漸進至甚也。脉若洪大者
病在三陽。爲陽甚之脉。故主心胷痛悶。苦於煩熱也。
若脉沉細者。病在三陰。爲陰甚之脉。故主虛寒不足。
腹中疼痛。滑者陽氣有餘。主傷熱毒。濇者氣虛血少。
因中霧露冒觸寒邪。
一呼五至。一吸五至。其人當困。沉細夜加。浮大晝加。不
大不小。雖困可治。其有小大者。爲難治
八至曰脫。九至曰死。此言一息十至。是歸墓也。其病

當困若脉沉細是陰之極主夜必劇若脉浮太是陽之極主晝必劇不太不小不浮不沉病雖困劇亦可愈其有乍太乍小乍數乍遲者死也

一呼六至一吸六至爲死脉也沉細夜死浮大晝死一息十二至謂之絶魂爲陽極之脉也若得沉細過夜必死若浮大晝日必死陰陽之分也已上四段說至脉

一呼一至一吸一至名曰損人雖能行猶當著床所以然者血氣皆不足故也

此已下說損脉一息二至一息一至皆爲敗脉故名

[illegible]

蓋是皆血氣不足雖能強力而行猶當着牀而臥也

再呼一至再吸一至名曰無魂無魂者當死也人雖能

行名曰行屍

即一息一至魂屬陽魄屬陰無魂是陽絶而魂去也

人難能行動其屍已死矣故曰行屍

上部有脉下部無脉其人當吐不吐者死上部無脉下

部有脉雖困無能爲害所以然者譬如人之有尺樹之

有根枝葉雖枯槁根本將自生脉有根本人有元氣故

知不死

譬如二字當在人之有尺下寸部有脉尺部無脉者

邪實在上部當發吐不吐者生氣獨絶於内也故知

必死蓋尺内在候腎右命門乃神精之所舍原氣之所係今寸部無脉尺部有脉其人雖困是元氣尚在猶能安愈人之有尺譬如樹之有根枝葉雖枯槁根本還自生脉有根本是人有元氣故知不死也

○十五難曰經言春脉弦夏脉鉤秋脉毛冬脉石是王脉耶將病脉也然弦鉤毛石者四時之脉也春脉弦者肝東方木也萬物始生未有枝葉故其脉之來濡弱而長故曰弦夏脉鉤者心南方火也萬物之所茂垂枝布葉皆下曲如鉤故其脉之來疾去遲故曰鉤秋脉毛者肺西方金也萬物之所終草木華葉皆秋而落其枝獨在若毫毛也故其脉之來輕虛以浮故曰毛

腎北方水也。萬物之所藏也。極冬之時，水凝如石，故其脉之來沉濡而滑，曰石。此四時之脉也。（王）去声（藏）平声（凝）魚陵反

此言四時之脉。本經說之詳矣。蓋謂春之脉濡弱而長，曰弦。非甚弦也。是微弦也。夏之脉來疾而去遲，曰鈎。是微洪也。秋之脉輕虛以浮，曰毛。謂浮濇而短，如風吹毛，如水浮萍，是微浮也。冬之脉沉濡而滑，曰石。是微沉也。春微弦。夏微洪。秋微浮。三者是九候內之浮中脉也。微沉者是九候內之中沉脉也。中為胃氣。故四微者皆有中之胃氣。故為平脉。

如有變奈何。

此總持起四時之脉，如有更變者何如。

然春脉弦反者為病何謂反然其氣來實強是謂太過病在外氣來虛微是謂不及病在內氣來厭厭聶聶如循楡葉曰平益實而滑如循長竿曰病急而勁益強如新張弓弦曰死（春脉微弦曰平弦多胃少曰病但弦無胃氣曰死春以胃氣為本）謂春脉當弦若與弦脉相反則為肝病方春少陽用事之時脉得微弦是有胃氣今脉氣之來實強是弦之太過此陽太盛也其病則外證面青善怒眩冒巔走厥陰養於筋其脉弦今更虛微是弦之不及此陰疾乎中其病在內則令人胷脇痛滿轉筋方春少陽厥陰二氣俱合其脉之來厭厭聶聶如春風吹楡葉（濡弱而調暢是微弦也謂有胃氣在中故曰平脉若

益實而滑如循長竿者即前實弦之謂是九候浮中沉浮多而中之胃氣少也故曰病若急而勁益強如新張弓是真弦脉獨現此無胃氣故曰死後論微弦者如九候内浮中沉弦是浮也微弦是中之胃氣故曰平脉弦多胃氣少者是二分浮一分中也故病但弦者只見其浮而無中之胃氣爲真藏之現必死是故四季五藏之氣皆以胃氣爲本胃者水穀之海人受氣於穀穀入於胃乃傳與五藏六府此説者以胃氣爲本其餘四藏並皆倣此

夏脉鈎反者爲病何謂反然氣來實弦是謂太過病在外氣來虚微是謂不及病在内其脉來累累如環如循

琅玕曰平來而益數如雞舉足者曰病前曲後居如操帶鉤曰死夏脈微鉤曰平鉤多胃氣少曰病但鉤無胃氣曰死夏以胃氣爲本（累）平声（數）入声（居）倨同（操）平声

謂夏脈當鉤若與鉤脈相反則爲心病方夏太陽用事之時脈得微鉤是有胃氣今反實強是鉤之太過外證面赤口乾喜笑身熱膚痛夏心火少陰盛旺今反脈見虛微是鉤之不及內證煩心心痛上見咳血下爲氣泄其脈來累累如珠如循琅玕即浮大而散是微鉤也謂有胃氣在中故曰平脈心脈本當浮散今反數如雞舉足而走者是鉤多而胃氣少故心有病也脈來前鉤曲而無力後倨然而不動如[illegible]

執革帶之鈎者是但鈎而無胃氣故死也後論鈎者浮大也以浮中沉論鈎屬於浮微鈎者浮大而散是有中之胃氣故曰平脉此說夏以胃氣爲本

秋脉毛反者爲病何謂反然其氣來實強是謂太過病在外氣來虛微是謂不及病在内其脉來藹藹如車蓋按之益大曰平不上不下如循雞羽曰病按之蕭索如風吹毛曰死秋脉微毛曰平毛多胃氣少曰病但毛無胃氣曰死秋以胃氣爲本（解）如盖反

謂秋脉當毛若與毛脉相反則爲肺病方秋太陰用事之時脉得微毛是有胃氣今反實強是毛之太過外證面白善嚔悲愁欲哭氣逆背痛秋肺金陽明之

氣今反脉見虛微是毛之不及也。內證喘咳洒淅寒
熱。其脉之來如小車之蓋。輕浮藹藹然按之益大是
微毛也。知有胃氣。故曰平脉。按之中間堅兩旁虛不
上不下。如循雞羽。藹藹然是毛多胃氣少也。故病。按
之消索如風吹毛紛紛然飄騰無歸者是但毛而無
胃氣也。故曰死。此言秋以胃氣爲本
冬脉石。反者爲病。何謂反然。氣來實強。是謂太過。病在
外。氣來虛微。是謂不及。病在內。脉來上大下銳濡滑如
雀之喙曰平。啄啄連屬其中微曲曰病。來如解索去如
彈石曰死。冬脉微石曰平。石多胃氣少曰病。但石無胃
氣曰死。冬以胃氣爲本 喙音惠 啄音卓 濁音燭 彈平声

謂冬脉當石若與石脉相反則為腎病方冬厥陰用
事之時脉得微石是有胃氣今反實強是石之太過
外證面黑善恐欠少氣寡言冬寒水太陽之氣今反
脉見虛微是石之不及內證氣逆少腹痛急下泄脛
寒雀啄謂本大末小上大者足太陽應手而大也下
銳者足少陰診之去而小也陰陽得所為胃氣強故
曰平脉是為微石即沉濡而滑也若脉啄啄而相連
屬其中緩而微曲者脾脉乘腎謂石多而胃氣少也
故曰病脉若來如解索之遲緩去如彈石之急疾者
是但沉而無中之胃氣故曰死脉此言冬以胃氣為
本

胃者。水穀之海。主稟四時皆以胃氣爲本是謂四時之
變病。死生之要會也
胃大一尺五寸。長二尺六寸。盛留穀二斗水一斗五
外。故爲水穀之海。四時春夏秋冬。皆稟受胃氣爲根
本所以春弦多胃少夏鉤多胃少秋毛多胃少。冬石
多胃少皆能爲四時之變病是知有胃氣即生無胃
氣即死故胃爲死生之要會也胃氣者。脉來不大不
小。不長不短不浮不沉不滑不濇不緊不緩應手中
和。意思欣欣難以名狀者是胃之氣也
脾者。中州也其平和不可得見衰乃見耳來如雀之啄
如水之下漏是脾之衰見也（見）上如字下並音現

胃爲水穀之海廣能容納水穀脾居四藏之中土行
水穀之精氣而敷播於五藏六府通灌於上下四旁
故號中州其平和之脈寄旺於四季故不可得見脾
衰乃見雀啄屋漏之脈雀啄之狀來而急數頻絕而
止良久準前復來如雀啄食謂來三而去一也水漏
之狀如屋之漏滴不相連續或來或止也叔和謂見
此兩脈絡不可治

○十六難曰脈有三部九候有陰陽有輕重有六十首
一脈變爲四時離聖久遠各自是其法何以別之然是
其病有內外證其病爲之柰何（難）去声（別）必列反
三部九候詳見十八難陰陽詳見四難輕重詳見五

難六十首詳見七難謂自冬至後甲子少陽至之類六甲而終於一歲是也一脉變爲四時五邪十變也詳見十難此五者各自是一法皆診脉之要今去上古聖人久遠何以分別之當視其病各有內外證而與脉之相應也證之與脉不可偏廢説見下文本經云然是其病是字當作視

然假令得肝脉其外證善潔面青善怒其內證臍左有動氣按之牢若痛其病四肢滿閉淋溲便難轉筋有是者肝也無是者非也

（令）平声 下同（便）平声（轉）去声

善喜也肝與膽相爲表裏膽爲清淨之府故喜潔淨面青肝膽之色膽爲中正之官正直無私專主決斷

其志主怒已上肝之外證也其内證動氣即積病也
肝之積曰肥氣肝在左故在臍之左按之堅牢若痛
脾主四肢今肝木病不能制脾土故四肢滿悶肝脉
循陰器故癃溲小便淋瀝也肝在下部今肝病則氣
逆不行於下故大便不通肝盛以養筋肝受病則
血衰而筋轉也假令得肝脉有此證者肝病也無是
證者非也
假令得心脉其外證面赤口乾喜笑其内證臍上有動
氣按之牢若痛其病煩心心痛掌中熱而啘有是者心
也無是者非也
心色赤生熱故面赤口乾燥心在聲為笑故喜笑此

外證也其內證臍上有動氣心在上故心之積在臍上名曰伏梁心爲五藏之君一身之主凡有病皆煩心心之常痛乃心包絡也正心不受病真心痛則旦發夕死夕發旦死也手少陰心脉入掌中心有熱所以掌中熱而啘啘乾嘔也假令得心脉有此證者心病也無是證者非也

假令得脾脉其外證面黄善噫善思善味其內證當臍有動氣按之牢若痛其病腹脹滿食不消體重節痛怠惰嗜卧四肢不收有是者脾也無是者非也（噫）烏介反

脾色黄脾胃不和中焦不能腐化水穀故善噫也脾在志爲思其病善思脾受五穀之味有病則善味此

爲外證其内證臍中之動氣脾居中故脾之積在臍中名曰痞氣脾惡濕濕氣乗令人腹満食不能消脾主四肢脾既病則体重節痛怠惰好臥四肢不能收拾也假令得脾脉有此證者脾病也無是證者非也

假令得肺脉其外證面白善嚏悲愁不樂欲哭其内證臍右有動氣按之牢若痛其病喘欬洒淅寒熱有是者肺也無是者非也　嚏音帝　樂音洛

白乃肺之色肺有病其色現於面鼻爲肺之竅肺受風寒通於鼻故善嚏肺在志爲悲在聲爲哭脾主歌樂令子病母憂故悲愁不樂而欲哭此外證也其内證臍右有動氣肺居右故肺之積在臍右名曰息賁

肺主氣爲諸藏華蓋最喜清虛受風邪則氣逆亂故
喘急咳嗽肺主皮毛受風寒則洒洒惡寒淅淅發熱
言在皮毛之表而不在裏也假令得肺脉有此證者
肺之病也無此者非也

假令得腎脉其外證面黑善恐欠其內證臍下有動氣
按之牢若痛其病逆氣小腹急痛泄如下重足脛寒而
逆有是者腎也無是者非也

黑腎之色也腎在志爲恐若有病則恐欠怖懼而不
安此外證也其內證臍下有動氣腎居下部故腎之
積在臍下名曰奔豚腎藏津液若病則津液不得流
行故氣逆上而喘也足少陰腎之脉循少腹至足內

踝上動脈腎之病故少腹急痛而足脛寒逆或泄利
裏急後重名曰大瘕泄是腎之泄也假令得腎脈有
此證者腎之病也無此者非也

○十七難曰經言病或有死或有不治自愈或連年月
不已其死生存亡可切脈而知之耶然可盡知也

然可盡知也謂切脈可以盡知矣下文止說死證而
已其不治自愈連歲月不已兩證未見此下當有闕
文

診病若閉目不欲見人者脈當得肝脈強急而長而反
得肺脈浮短而濇者死也病若開目而渴心下牢者脈
當得緊實而數而反得沈濡而微者死也病若吐血復

衄血者脉當得沉細而反浮大而牢者死也病若譫言妄語身當有熱脉當洪大而反手足厥冷脉沉細而微者死也病若大腹而泄者脉當微細而濇反緊大而滑者死也強去声 數入声 衄音求 衂女六反 譫戠廉反 曳泄同

閉目是肝家病不見強急而長肝病之脉而反得浮短而濇之肺脉是肺金尅肝木也開目而渴心下堅者是心家病不見緊實而數心病之脉而反得沉濡而微是腎脉腎水尅心火謂陽病見陰脉者死衄衂鼻出血也吐血衄衂此失血而虛脉當沉細而濇與病相應今反得浮大而牢之實脉是病與脉相違

言詬死痛也妄語狂言譫亂也熱乘於心主譫言妄語

身當有熱脉當洪大方為相應今反手足逆冷脉沉
細而微是病與脉相反也腹大而洩者緣氣乗於脾
故脉當微細而濡是為相應反得緊大而滑者肝木
剋脾土也凡此五者病不應脉脉不應病病脉相反
皆死必也

新刊勿聽子俗解八十一難經卷之二終

新刊勿聽子俗解八十一難經卷之三

○十八難曰。脉有三部。部有四經。手有太陰陽明。足有太陽少陰。爲上下部。何謂也

三部寸關尺也。部有四經通兩手而言。每部各有四經合爲十二經也。肺最居上。腎最在下。肺爲手太陰大腸手陽明。二者屬金。相爲表裏。金浮於上居於上部。腎爲足少陰膀胱足太陽。二者屬水。相爲表裏。水性下流居於下部。此言何謂。下文見之

然。手太陰陽明金也。足少陰太陽水也。金生水。水流下行而不能上。故在下部也。足厥陰少陽木也。生手太陽少陰火。火炎上行而不能下。故爲上部。手心主少陽火

生足太陰陽明土土主中宮故在中部也。此皆五行子
母更相生養者也

手太陰肺手陽明大腸。二經屬金足少陰腎。足太陽
膀胱二經屬水金能生水。金浮於上而不下故爲上
部水性下流而不能上故爲下部足厥陰肝足少陽
膽。二經屬木。手少陰心。手太陽小腸二經屬火木能
生火火性炎上。而不下故爲上部。手少陽三焦手厥
陰心包絡。二經亦屬火足太陰脾。足陽明胃二經屬
土手心主相火與三焦之火共生土五行以土主中
宮故爲中部十二經之脉。始於右寸金生左尺水水
生左關木木生左寸君火君火與右尺相火相應生

右關土土又生右寸金此是脉中之五行母子相生相養之道

脉有三部九候各何所主之然三部者寸關尺也九候者浮中沉也上部法天主胸已上至頭之有疾也中部法人主膈下至臍之有疾也下部法地主臍已下至足之有疾也審而刺之者也

三部寸關尺也人之一身可分作三停爲上中下三部每部又分天地人三候而三候之中各有浮中沉三證三三見九是爲九候浮爲陽沉爲陰中者浮沉之中陰陽相半也當詳十五難胃氣以明之寸爲上部法象乎天主胸已上至頭之有疾關爲中部以應

乎人主膈下至臍之有疾尺爲下部而應乎地主臍
下至足之有疾然診者須當詳審而刺中其謬誤也
此一節當是十六難答辭錯簡在此
人病有沉滯久積聚可切脉而知之耶然診病在右脇
有積氣得肺脉結脉結甚則積甚結微則氣微
肺之積氣曰息賁可切脉以知之甚微肺有積
其脉當得結脉來緩時一止復來曰結陰盛則結也
脉得結之甚則積亦甚肺得結之微則氣亦微也
診不得肺脉而右脇有積氣者何也然肺脉雖不見右
手脉當沉伏其外痼疾同法耶將異也然結者脉來去
時一止無常數名曰結也伏者脉行筋下也浮者脉在

肉上行也左右表裏法皆如此假令脉結伏者内無積聚脉浮結者外無痼疾有積聚脉不結伏有痼疾脉不浮結爲脉不應病病不應脉是爲死病也

此言右脇有肺之積雖然肺脉不見結亦當右手之脉見沉伏也氣積於藏屬裏故脉當沉伏倘若外之痼疾同此診法否是不同也結者脉來去時一止無常數也伏者脉行筋下屬裏浮者脉行肉上屬表不問積之在左在右脉之在表在裏凡診之法皆同如此推之假令脉得結而伏屬裏而内無藏之積脉得浮結屬表而外無痼疾或有積氣者脉不見結伏有痼疾者脉不見浮結此四者是皆相反爲病與脉不

相應皆死病也右二節當是十七難連年不已荅辭

○十九難曰脉有逆順男女有恒而反者何謂也然男子生於寅寅爲木陽也女子生於申申爲金陰也故男脉在關上女脉在關下是以男子尺脉恒弱女子尺脉恒盛是其常也反者男得女脉女得男脉也

恒常也脉有陰陽逆順之道男女各有常理今而反者如何且如歲時冬至後從子至巳爲陽夏至後從午至亥爲陰人之元氣皆始於子子者坎位天一生水萬物之所始也男子從子左行三十至巳陽也故三十而娶女子從子右行二十至巳陰也故二十而嫁巳者陰陽之分也從巳懷娠男旋自巳左旋十月

而生於寅子至寅三陽全也女娠自巳右旋十月而生於申子至申三陰全也又曰寅爲木木生火火生在寅而性炎上故男脉在關上申爲金金生水水生於申而性流下故女脉在關下所以男脉在關上故尺脉常弱女脉在關下故尺脉常盛反者是男子尺脉盛而女子尺脉反弱也

其爲病何如然男得女脉爲不足病在内左得之病在左右得之病在右隨脉言之也女得男脉爲太過病在四肢左得之病在左右得之病在右隨脉言之此之謂也

男子以陽用事於陽脉不見於寸口而寸口反得女

子陰弱之脉是爲不及陰主內故病在內左手得之病在內之左右手得之病在內之右也女子以陰用事寸口脉常沉弱今反得男子陽盛之脉爲太過陽主外故病在四肢病得左右亦隨脉在左右手而言也

二十難曰經言脉有伏匿伏匿於何藏而言伏匿耶

然謂陰陽更相乘更相伏也脉居陰部而反陽脉見者爲陽乘陰也脉雖時沉濇而短此謂陽中伏陰也脉居陽部而反陰脉見者爲陰乘陽也脉雖時浮滑而長此謂陰中伏陽也（乘）去声

伏匿者陰陽偏勝更相乘更相伏也尺之陰部見

滑長大之脈。爲陽乘陰也。陰虛不足。故陽入於寸口陽脈之中。有時或見沉濇短小之脈。是陽中伏陰也。若寸口陽部見沉濇微短之脈。爲陰乘陽也。陽虛不足。故陰往乘之。又於尺部陰脈之中。有時或見浮滑長太洪數之脈。是陰中伏陽也

重陽者狂。重陰者癲。脫陽者見鬼。脫陰者目盲　（重）平声

重陽者。謂陽部中更加洪太滑數浮長之脈。故令人發狂棄衣登高也。重陰者。謂陰部中更加微濇沉短之甚。故令人發癲僵仆於地。閉目不惺。良久復甦也。脫陽者。無陽氣也。謂寸脈細微之甚。則令人見幽陰之鬼。脫陰者。無精氣也。謂尺脈微細之甚。是陰氣已

脘五藏不能營於目故目盲無所視也此節當在五十七難錯簡在此

○二十一難曰經言人形病脉不病曰生脉病形不病曰死何謂也然人形病脉不病非有不病者也謂息數不應脉數也此大法

脉病形不病名曰行屍謂人雖能行其屍已死矣人形病脉不病者豈有不病者耶謂病形已具而脉反得和緩而平是病形既羸瘦氣血不足呼吸遲緩則脉之動息亦遲慢不能知平人一日一夜計一萬三千五百息之數是爲息數不能與脉數相應也此難答文似當有闕誤

○二十二難曰經言脉有是動有所生病一脉輙變爲二病者何也然經言是動者氣也所生病者血也邪在氣氣爲是動邪在血血爲所生病

仲景言動脉是數脉見於關上上下無頭尾如豆大厥厥動揺者名曰動陰陽之氣相搏耳氣爲陽血爲陰二者相爲表裏而循經絡氣先中於邪則氣爲之是動氣既受邪必傳與血故血壅不行而病所由生此所謂一脉之動變爲氣血兩般之病也

氣主呴之血主濡之氣留而不行者爲氣先病也血滯而不濡者謂血後病也故先爲是動後所生也呴香句反濡音儒

呴吹嘘也。濡潤澤也。氣主吹嘘往來而不息。血主潤澤經絡而不枯。氣爲風邪所搏則留止而不行。而爲之是動。此氣之先病而傳與血。血復受風邪。故壅滯而不濡。而血亦從而病焉。是知氣先病乃有是動。血後病之所由生也

○二十三難曰。手足三陰三陽脉之度數可曉以不。然手三陽之脉從手至頭長五尺。五六合三丈。手三陰之脉。從手至胷中長三尺五寸。三六一丈八尺。五六三尺合二丈一尺。足三陽之脉。從足至頭長八尺。六八四丈八尺也。足三陰之脉。從足至胷。長六尺五寸。六六三丈六尺。五六三尺。合三丈九尺。人兩足蹻脉。

七尺五寸。二七一丈四尺。二五一尺。合一丈五尺。督脈
任脈各長四尺五寸。二四八尺。二五一尺。合九尺。凡脈
長一十六丈二尺。此所謂經脈長短之數也。（不）音否同（蹻）音脚又去
遥反（數）如字

手足各有三陰三陽。爲十二經。紀氏曰。十二經周行
一身。分流如派。其尺寸之數。然各有長短焉。手之三
陽從手走至頭。手之三陰從腹走至手。足之三陽從
頭下走至足。足之三陰從足上走入腹。又兼督任陽
蹻之脈。其相通灌周遊於身。然陽蹻與督任脈。共十
二經數。乃奇經也。奇經八脈。獨此三經與十二經相
灌。餘經不得相通者。謂陽維與陰維皆維絡於身。帶

脉廻身一周。衝脉起於氣衝，並足陽明之經，夾臍上行而散。陰蹻起於跟中，上行至咽喉，交貫衝脉。謂行經盡不能與十二經相繼，以此不得相通灌，故此不言長短之數。今十二經、督、任、陽蹻之脉長短丈尺之数，共合得一十六丈二尺。

經脉十二，絡脉十五，何始何窮也。然。經脉者，行血氣，通陰陽，以榮於身者也。其始從中焦，注手太陰陽明，陽明注足陽明太陰，太陰注手少陰太陽，太陽注足太陽少陰，少陰注手心主少陽，少陽注足少陽厥陰，厥陰復還注手太陰。別絡十五，皆因其原，如環無端，轉相灌溉，朝於寸口人迎，以處百病而決死生也。[illegible]

經者徑也經脉流行血氣流通經路往來以滎華一身者也絡者經之旁出者也絡之餘曰孫絡十二經即有十二絡餘三絡者陽蹻陰蹻之絡及脾之大絡也共成十五絡也每平旦血脉流通始從中焦而起先注肺與大腸大腸注胃與脾脾注心小腸小腸注膀胱與腎腎注心包絡三焦三焦注膽與肝肝血脉至肝而藏明日平旦從中焦復還注肺餘十五絡因隨經之本原以相流通血脉循環終而復始灌漑經絡之中每平旦則諸脉皆朝於右手寸口寸口即氣口也本經言人迎蓋傳寫之誤也寸口乃脉之大會故能知五藏六府之病以決其吉凶也

經云明知終始陰陽定矣何謂也然終始者脉之紀也
寸口人迎陰陽之氣通於朝使如環無端故曰始也終
者三陰三陽之脉絶絶則死死各有形故曰終也朝音潮
去一
声
萬物皆有陰陽故終始在陰陽之所定乃脉道之紀
綱也本經人迎亦當作氣口言三陰三陽之經脉自
平旦朝會於右寸氣口而始循環者始也陽也終至
三陰三陽之脉絶而死者終也陰也死各有形者謂
足少陰氣絶之形在齒長而枯肉濡足太陰氣絶之
形在肉滿脣反足厥陰氣絶之形在舌卷卵縮手太
陰氣絶之形在皮枯毛折手少陰氣絶之形在面黑

如熱三陰氣絶之形在目眩目瞑六陽氣俱絶在汗出如珠氣之將絶而死則各見其形以示終也

○二十四難曰手足三陰三陽氣已絶何以爲候可知其吉凶不然足少陰氣絶即骨枯少陰者冬脉也伏行而温於骨髓故骨髓不温即肉不著骨骨肉不相親即肉濡而却肉濡而却故齒長而枯髪無潤澤無潤澤者骨先死戊日篤己日死（濡）音軟（長）上声（先）去声下同濡

却縮也吉凶生死之兆可候其證而知之此言足少陰腎之經內主骨外榮髪今腎之絶則骨枯髪焦先示死之兆腎屬水故死於戊己土日土剋水也

足太陰氣絶則脉不營其口唇口唇者肌肉之本也脉

不營則肌肉不滑澤肌肉不滑澤則肉滿肉滿則唇反
唇反則肉先死甲日篤乙日死（反平声）
足太陰脾之經主肌肉其華在唇其竅在口脾之絡
則肉滿唇反先示死之兆脾為土故死於甲乙木日
木尅土也
足厥陰氣絕即筋縮引卵與舌卷厥陰者肝脉也肝者
筋之合也筋者聚於陰器而絡於舌本故脉不營即筋
縮急筋縮急即引卵與舌故舌卷卵縮此筋先死庚日
篤辛日死（卷上声）
足厥陰肝之經内主筋外榮爪肝之絕則筋縮爪枯
先示死之兆肝屬木故死於庚辛金日金尅木也

手太陰氣絶即皮毛焦太陰者肺也行氣温於皮毛者也氣弗營則皮毛焦皮毛焦則津液去津液去則皮節傷皮節傷則皮枯毛折毛折者則毛先死丙日篤丁日死〔津〕〔液〕音精亦

手太陰肺之經主皮毛肺之絶則皮枯毛折先死之兆肺屬金故死於丙丁火日火剋金也

手少陰氣絶則脉不通脉不通則血不流血不流則色澤去故面色黒如黧此血先死壬日篤癸日死〔黧〕力支反色黒而黄也

手少陰心之經主血脉心之絶則血脉不營故面色如黧是血脉先死之兆心屬火故死於壬癸水日

水尅火也

三陰氣俱絶則目眩轉目瞋目瞋者為失志失志者則志先死死即目瞋也眩音縣瞋音眞

眩轉目反也瞋目閉也志者五志也肝志怒心志喜脾志思肺志憂腎志恐五藏之脉皆属於三陰皆應會於目三陰之氣絶五藏之脉絶矣五藏之脉既絶不能營於目故目或反或閉而不識人安能志乎喜怒思憂恐也哉欲知五藏之絶先察其志欲知其志先觀其目之眩瞋也是志先死矣

六陽氣俱絶則陰與陽相離陰陽相離即腠理泄絶汗乃出大如貫珠轉出不流即氣先死旦占夕死夕占旦

死　(腠)音奏(古)平声

六陽者。手足三陽府也。手三陽通天氣曰陽。足三陽
通地氣曰陰。天地否隔陰陽相離。則腠理開泄。故汗
出不流。此氣之先死也。占者知不滿一日而死

○二十五難曰。有十二經。五藏六府十一耳。其一經者
何等經也。然。一經者。手少陰與心主別脈也。心主與三
焦爲表裏。俱有名而無形。故言經有十二也　(別)彼列反
手少陰是真心脈爲君火。手心主是心包絡脈爲相
火。相火與三焦合爲表裏。二者俱有其名而無其形
心包絡乃漫脂之外。有細筋膜如絲。與心肺相連爲
手厥陰經。以湊五藏六府爲十二經也。三焦詳見二十

十一難

○二十六難曰。經有十二。絡有十五。餘三絡者。是何等絡也。然。有陽絡。有陰絡。有脾之大絡。陽絡者。陽蹻之絡。陰絡者。陰蹻之絡。故絡有十五焉。蹻音脚。又去遥反。

經之支派。而旁出者。爲絡。按十二經有十二絡。餘三絡者。陽絡陰絡。陽蹻陰蹻之絡也。除小絡之外。有一大絡。是脾之絡。是故共有十五絡也。蹻說見下難

○二十七難曰。脉有奇經八脉者。不拘於十二經。何謂也。然。有陽維。有陰維。有陽蹻。有陰蹻。有衝。有督。有任。有帶之脉。凡此八脉者。皆不拘於經。故曰奇經八脉也

經者。常經。而不變也。奇經者。奇異。以別於正經。不在

十二經之拘制也

經有十二。絡有十五。凡二十七氣相隨上下。何獨不拘於經也。然聖人圖設溝渠通利水道以備不然。天雨降下。溝渠溢滿。當此之時。霶霈妄行。聖人不能復圖也。此絡脉滿溢諸經不能復拘也 霶霈音滂沛 獱披文反

十二經。十五絡。合二十七氣相隨上下。此奇經八脉何故不拘於經。聖人計設溝渠通利水道以防不測忽然天降猛雨溝渠滿溢。聖人不能復設計從彼霶霈泛濫横流。譬若經脉隆甚。滿溢泛流於奇經。八脉別道而行。是則諸經聽從妄行別道不能拘束之也

二十八難曰。其奇經八脉者。既不拘於十二經皆何

起何繼也

八脉既不伏十二經之拘束然始從何起終何所繼

斷處也

然督脉者起於下極之俞並於脊裡上至風府入屬於

腦

下極長強穴也在脊骶風府穴在腦後髮上三寸督

都也人背爲陽故督脉能督行諸脉復能收拾諸脉

而爲陽脉之都綱

任脉者起於中極之下以上至毛際循腹裏上關元至

喉咽

臍下三寸曰關元四寸曰中極毛際陰毛之際也任

者始也猶人生養之元氣
衝脉者起於氣衝併足陽明之經夾臍上行至胸中而
散也
氣衝穴在少腹毛中兩旁各二寸足陽明脉之所發
處已上三者之脉皆始於氣衝一原而分三歧督脉
行背而應乎陽任脉行腹而應乎陰衝脉若街之衝
而直行於上為十二經脉之海揔領諸經者也
帶脉者起於季脇迴身一周
季脇在肋下接腰骨之間即章門穴也迴繞也繞身
一周如束帶故名帶也
陽蹻脉者起於跟中循外踝上行入風池陰蹻脉者亦

起於跟中。循内踝上行，至咽喉，交貫衝脉
循外踝申脉穴也。風池穴在項後髮際陷中。循内踝
照海穴也。外踝至風池，脉行於背，應乎陽，為陽蹻。内
踝至咽喉，脉行於腹，應乎陰，為陰蹻。蹻者，捷疾也。言
此脉之行，如動足之行步，而捷疾也
陽維陰維者，維絡於身，溢畜不能環流灌溉諸經者也
故陽維起於諸陽會也。陰維起於諸陰交也
維持也。陽維持諸陽。陰維持諸陰。包絡諸經，維持一
身。謂諸陽之會，如府會、太倉之類是也。諸陰交者，如
足太陰之循胻骨，交出厥陰之前，足厥陰之脉交出
太陰之後。此類是也。洪溢畜不能環流灌溉諸經者也

此十二字或云衍文。或云當在下文亦不能拘之之下。

比于聖人圖設溝渠溝渠滿溢流於深湖故聖人不能拘通也而人脉隆甚入於八脉而不還周故十二經亦不能拘之其受邪氣畜則腫熱砭射之也 畜非入声 砭悲廉反 射音石

此之八脉比如聖人設溝渠水滿流于湖聖人復不能拘通人脉隆甚泛溢横流於八脉別道而行却不環流於諸經故十二經亦不能拘制故八脉因此受其邪畜熱在內則爲癰瘍熱腫當以砭石而射之射猶刺也

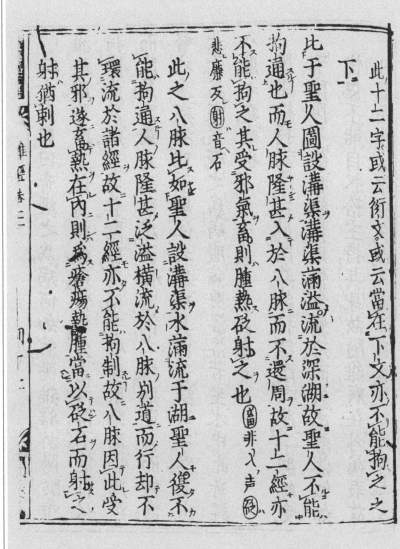

二十九難曰奇經之爲病何如然陽維維於陽陰維維於陰陰陽不能自相維則悵然失志溶溶不能自收持陽維爲病苦寒熱陰維爲病苦心痛陰蹻爲病陽緩而陰急陽蹻爲病陰緩而陽急衝之爲病逆氣而裡急督之爲病脊強而厥任之爲病其內苦結男子爲七疝女子爲瘕聚帶之爲病腹滿腰溶溶若坐水中此奇經八脉之爲病也 強去声 疝所晏反 瘕音加

陽維維持諸陽之脉陰維維持諸陰之脉二脉既受邪陰陽不能相維持則悵然驚恐而失志溶溶然如恍惚不能自收拾主持其身故陽維病在外屬表故外有寒熱陰維病在内属裏陰爲血血心之所主故

内心痛○陰蹻爲病邪在陰經故陰脉緊急陽不受
邪其脉自舒緩陽蹻爲病邪在陽經故陽脉緊急陰
不受邪其脉自舒緩也○衝脉有邪其氣逆而不上
是不能衝於胷中而散乃結聚於腹中而急痛也○
督之病督脉在脊督爲陽陽受邪陰陽不能相傾援
故脊強而手足厥冷也○任之病主腹内結積而不
散男子因氣之結積爲七疝之疾女子因血之停聚
爲八瘕之疾○帶之病主腹脹滿繞帶脉纏身一周
故其腰不知所之溶溶然如坐水中也

新刊勿聽子俗解八十一難經卷之三終

新刊勿聽子俗解八十一難經卷之四

醫峯勿聽子熊　宗立　俗解

○三十難曰。榮氣之行。常與衛氣相隨不。經言人受氣於穀。穀入於胃。乃傳與五藏六府。五藏六府皆受於氣。其清者為榮。濁者為衛。榮行脉中。衛行脉外。榮周不息。五十而復大會。陰陽相貫。如環無端。故知榮衛相隨也。〔不〕上音〔否〕下如字

榮華也。衛護也。人之一身必資血氣以榮華護衛。故曰。血為榮。氣為衛也。人之血氣必須飲食之所養。故受氣於穀。穀入於胃。乃輸精於脾。脾乃散之於五藏六府。是皆受氣於胃者也。五藏六府各得胃之氣。復

以清濁而分之。清者屬陰爲血爲榮。行於脉內。濁者屬陽爲氣爲衛。行於脉外。二者相爲表裏內外相合。隨脉往來。營運不息。晝行二十五度。夜行二十五度。至平旦時。者脉大會於寸口手太陰。陰陽相合。貫串流通如環無端。故知榮衛之相從隨也。五十度數詳見第一難。

○三十一難曰。三焦者何稟何生。何始何終。其治常在何許。可曉以不。然。三焦者水穀之道路。氣之所終始也

不音否

紀氏曰。三焦者稟原氣以資始。合胃氣以資生。上達胷中。而爲用。往來通貫宣布。無窮造化。出內作水穀

之道路爲氣之所終始也

上焦者在心下下鬲在胃上口主内而不出其治在膻中玉堂下一寸六分直兩乳間陷者是中焦者在胃中脘不上不下主腐熟水穀其治在臍旁下焦者在臍下當膀胱上口主分别清濁主出而不内以傳道也其治在臍下一寸故名曰三焦其府在氣街一本云衝（内）音納（膻）徒亶反（脘）古卵反（别）必列反

上焦之治在膻中本經説之明耳中焦之治在臍旁臍之兩旁各一寸天樞穴也下焦之治在臍下一寸陰交穴也氣街者陰陽之道路原氣之所藏在少腹毛中各二寸是也乃陽明脉之所發處足陽明胃化

穀之氣夫三焦發用貫通十二經絡往來上下腐熟
水穀營運氣血皆三焦所主雖假原氣而爲用必資
胃氣以爲本是知氣衝爲三焦之府一作氣衝氣衝
者十二經之根本諸經行氣之府其義亦通

○三十二難曰五藏俱等而心肺獨在鬲上者何也然
心者血肺者氣血爲榮氣爲衛相隨上下謂之榮衛通
行經絡營周於外故令心肺在鬲上也

心主血肺主氣血爲榮氣爲衛榮行脉中衛行脉外
循游經絡營周於外通天之氣應陽之象而主乎動
而浮於上故得居於鬲上又心爲君主肺爲華盖是
位尊乎上也

〇三十三難曰肝青象木肺白象金肝得水而沉木得水而浮肺得水而浮金得水而沉其意何也然肝者非爲純木也乙角也庚之柔大言陰與陽小言夫與婦釋其微陽而吸其微陰之氣其意樂金又行陰道多故令肝得水而沉也肺者非爲純金也辛商也丙之柔大言陰與陽小言夫與婦釋其微陰婚而就火其意樂火又行陽道多故令肺得水而浮也肺熟而復沉肝熟而復浮者何也故知辛當歸庚乙當歸甲也 樂音洛令平声

陰乃沉陽乃浮自然之理也言猶論也夫婦亦陰陽之道若論肝當隨木而浮今反得水而沉者肝屬木陽也然非純木亦非純陽甲屬陽乙屬陰乙帶金之

氣是金之變運。木雖屬陽，金乃屬陰。此從太論法陰陽也。又從小可論夫婦之道也。肝屬東方甲乙木，是角音，畏西方庚辛金。甲兄釋其乙妹，嫁與庚爲婦，是庚之柔也。遂釋去隨甲兄微陽之性，而吸受乙陰之氣，以懷金之性，以戀金之意。又况木受胞胎之氣，在七月，長生在十月，自七月至十二月皆陰道，故木行陰道多。此肝所以得水而沉也。肝既熟而復浮，是死則復歸於甲，而還木之元性也。肺當隨金而沉，今反得水而浮者，肺屬金陰也。然非純金，亦非純陰。庚屬陽，辛屬陰。金用火方成器。是帶火之性。金屬陰，火屬陽。此是太論法陰陽也。又從小可論夫婦之道，肺屬西方庚辛金是商音畏南方丙丁火辛妹釋去隨庚兄微陰之性嫁與丙爲婦歸就於火以從火之性以變火之意又況金受胞胎之氣在於寅長生於巳自寅至未皆陽道故金行陽道多此肺所以得水而浮也。肺既熟而復沉。是死則復歸於庚而還金之元性也

○三十四難曰。五藏各有聲色臭味。皆可曉知以不然十變言。肝色青其臭臊其味酸其聲呼。其液泣心色赤。其臭焦其味苦其聲言其液汗。脾色黄其臭香其味甘。其聲歌其液涎。肺色白其臭腥其味辛其聲哭其液涕。腎色黒其臭腐其味鹹其聲呻。其液唾。是五藏聲色臭

味也。〔不〕音否〔臊〕蘇曹反〔鹹〕音咸〔呻〕音申

五藏各有所主。肝主色應甲乙木。心主臭應丙丁火。脾主味應戊己土。肺主聲應庚辛金。腎主液應壬癸水。五藏各有聲色臭味液。五者之變合五府則爲十變也○肝主五色之變。五藏之色由肝木之氣更相灌布各從其類。肝屬東方木。木之發其色青。得火之變其臭臊。木曲直作酸。其味酸。取其收斂也。木受金之變發聲爲呼。目爲肝之竅。水行液於肝。主泣在目也○心位南方火。木之布色在火則赤。五臭之變在乎火。五藏五臭火盛則焦。苦其臭焦。其味苦。取其燥曳也。金變入火成夫婦之道。相見必發聲爲言。水行

液于火水火交泰蒸而成汗也○脾屬中央土木之布色在土乃黃火之化生其臭香脾土緩甘味亦緩故行五味以養五藏其味在本藏則甘故從本類金變其聲歌金土相生母子相見發聲歌樂水行液于脾爲涎口乃脾之竅故涎從口出也○肺屬西方金木之布色至肺乃白火之變在金則腥土之授味于肺爲辛取其散潤也五音之發在乎金金主肅殺淒慘悲愁其聲主悲鼻乃肺之竅水行液在肺爲涕故從鼻中出也○腎屬北方水木之布色在腎乃黑火主臭在水其臭腐土之授味在水則潤下作鹹取其柔輭也金變其聲呻子之見母乃發嬌呻之聲五液

皆出於水水行五液分灌五藏諸藏各有液腎主骨
則腎之液從齒中而生爲唾也
五藏有七神各何所藏耶然藏者人之神氣所舍藏也
故肝藏魂肺藏魄心藏神脾藏意與智腎藏精與志也
五藏之藏去声餘藏字並平声
神者靈也七神者魂魄神精志意智也隨神往來者
謂之魂並精出入者謂之魄兩精相薄謂之神兩神
相薄謂之精神者精氣之化也精者神氣之本也在
心爲志心有所發謂之意辨別是非謂之智此七者
之神分於五藏以舍藏之故肝藏魂肺藏魄心藏神
脾藏意與智腎藏精與志也若其藏一虧則神無所

等正邪相併。各遂其藏而變現焉

○三十五難曰。五藏各有所。府皆相近。而心肺獨去大腸小腸遠者何謂也。經言。心榮肺衛通行陽氣故居在上。大腸小腸傳陰氣而下。故居在下。所以相去而遠也

五藏之府。胃近脾。膽近肝。膀胱近腎。而心肺在鬲上太腸小腸在鬲下。何故不相近。心主血為榮。肺主氣為衛。血與氣皆輕清陽動之物。心肺通行陽浮於上。故在上部。太腸小腸傳導迎送重濁穢汚陰靜之物。陰沉於下。故在下部

又諸府者皆陽也。清淨之處。今太腸小腸胃與膀胱皆受不淨。其意何也。然。諸府者謂是非也。經言。小腸者受

盛之府也。太腸者傳寫行道之府也。膽者清淨之府也。胃者水穀之府也。膀胱者津液之府也。一府猶無兩名。故知非也。小腸者心之府。太腸者肺之府。胃者脾之府。膽者肝之府。膀胱者腎之府。小腸謂赤腸。太腸謂白腸。膽者謂青腸。胃者謂黄腸。膀胱者謂黒腸。下焦所治也

盛平声 寫去声

諸府皆陽經。最爲清淨之處。今諸府皆受不淨之物何哉。謂諸府各有名。如小腸名受盛之府。太腸名傳道之府。胃名水穀之府。膀胱名津液之府。故各有其名。皆非名清淨。惟膽名清淨之府也。是膽之一府更無別名。故知諸府非皆是清淨也。府之腸色各隨其

藏之色而言通為下焦之所主治也

○三十六難曰藏各有一耳腎獨有兩者何也然腎兩者非皆腎也其左者為腎右者為命門命門者諸神精之所舍原氣之所繫也故男子以藏精女子以繫胞故知腎有一也 繫音計藏精之藏平声

命門屬火腎屬水雖名位不同所屬亦異然其氣則相通矣故命門取論與腎同腎居坎位坎卦☵初六六三是坤象九二是乾象乾坤之交而成坎乾為父坤為母夫人之原氣感父母之交所生坎屬水司子位天一生水地六成之所以原氣始於子故人之所生先生命門命門與腎通故云原氣之所繫也原氣

者生氣之元。爲十二經之根本。呼吸之門。三焦之原
諸神精所聚之處。是知男子以藏精。女子以繫胞胎
○三十七難曰。五藏之氣於何發起。通於何許。可曉以
不。然。五藏者當上關於九竅也。故肺氣通於鼻。鼻和則
知香臭矣。肝氣通於目。目和則知白黑矣。脾氣通於口。
口和則知穀味矣。心氣通於舌。舌和則知五味矣。腎氣
通於耳。耳和則知五音矣。五藏不和。則九竅不通。六府
不和。則留結爲癰 音雍

九竅。耳目口鼻爲陽。七竅。大小便爲陰。二竅。鼻爲肺
之竅。以司聞。目爲肝之竅。以司視。口爲脾之竅。以司
食。舌爲心之竅。以司味。耳爲腎之竅。以司聽。五藏之

氣和則其竅聞而辨視而明聽而聰食而知其味五藏不和則榮衛不通邪氣不得外泄故九竅壅滯則鼻不聞香臭目不見青白耳不聽五音口不思穀氣食不知五味矣九竅既壅滯致六府陽氣亦不得通和於內內外不通故留結為癰疽

邪在六府則陽脈不和陽脈不和則氣留之氣留之則陽脈盛矣邪在五藏則陰脈不和陰脈不和則血留之血留之則陰脈盛矣陰氣太盛則陽氣不得相營也故曰格陽氣太盛則陰氣不得相營也故曰關陰陽俱盛不得相營也故曰關格關格者不得盡其命而死矣

大音太[illegible]与癰同

血為榮是陰氣為衛是陽。陰陽交泰。榮衛調和。血氣自然相營運。是謂良和。邪在六府為陽邪。是氣留在外。則陽氣不和。故陽脉甚矣。邪在五藏為陰邪。是血留在內。則陰氣不和。故陰脉甚矣。陰陽不可偏勝。陰甚則拒於陽。使氣不相通也。故曰隔。陽甚則閉於陰。使血不能行也。故曰關。陰陽俱甚。則陰中無陽。陽中無陰。陰陽相離。使榮衛否塞。氣血不相營運。此則五藏六府皆受邪也。故曰關隔。關隔者是不得盡其命而死矣

經言。氣獨行於五藏。不營於六府者何也。然。夫氣之行。如水之流。不得息也。故陰脉營於五藏。陽脉營於六府。

如環無端莫知其紀終而復始而不覆溢人氣内温於藏府外濡於腠理 濡音儒

三陰之脉屬乎藏三陽之脉屬乎府藏府之脉俱營則陰陽不偏使血氣營運往來無滞出入藏府周流一身日夜循行如環無端終而復始無有盡紀此氣血均平則脉無覆溢之患故人之氣血在内則温養藏府在外則濡潤腠理皮膚也覆溢解見第三難

○三十八難曰藏唯有五府獨有六者何也然所以府有六者謂三焦也有原氣之别焉主持諸氣有名而無形其經屬手少陽此外府也故言府有六焉 別此列反

五藏心肝脾肺腎也每一藏有一府小腸大腸膽胃

膀胱也。今府有六、是一府三焦也。三焦詳見三十難

原氣藉命門也。見三十六難。三焦專主持諸氣有

名無形。是爲外府。故有六府也

○三十九難曰。經言府有五藏有六者何也。然。六府者

正有五府也。然五藏亦有六藏者謂腎有兩藏也。其左

爲腎右爲命門。命門者謂精神之所舍也。男子以藏精

女子以繫胞。其氣與腎通。故言藏有六也。府有五者何

也。然五藏各一府三焦亦是一府。然不屬於五藏。故言

府有五焉　（藏）精之藏藏平声　（繫）音計

府實只有五。今有六者。一府是三焦。有名無形者也。

藏本五藏。此言六者是腎分爲兩藏。左爲腎右爲命門

門命門之脉取論與腎脉相同故實只有五藏也

○四十難曰經言肝主色心主臭脾主味肺主聲腎主液鼻者肺之候而反知香臭耳者腎之候而反聞聲其意何也然肺者西方金也金生於巳巳者南方火火者心心主臭故令鼻知香臭腎者北方水也水生於申申者西方金金者肺肺主聲故令耳聞聲

紀氏曰肝主色者謂肝屬木而應春當春物皆有色故肝主色心主火而應夏火主焦物故心主臭脾主王而應季夏味自土生故脾主味肺屬金而應秋金之有聲故肺主聲腎主水而應冬水性濡潤故腎主液鼻為肺之候肺主聲而反知香臭耳為腎之候腎

主液而反聞聲其意何如然肺者西方金也金受氣於寅長生於巳巳爲火火者心心主臭金長生在於心之位乃得心之氣故鼻聞其香臭矣腎者北方水也水受氣於巳長生於申申爲金金者肺也肺主聲水長生於申金之位乃得金之氣故令耳聞其聲矣

○四十一難曰肝獨有兩葉以何應也然肝者東方木也木者春也萬物之始生其尚幼小意無所親去太陰尚近離太陽不遠猶有兩心故令有兩葉亦應木葉也

（應）上平声下去声（兩）去声

肝屬東方木應於春萬物始生尚幼小離父母之懷抱尚近而不遠離戀之間猶有兩心故肝有兩葉亦

應木之有禁也太陽膀胱水旺在冬水能生木爲父

之道太陰脾土旺四季在三月土能滋養萬物爲母

之道故云去太陰尚近離太陽不遠也

◯四十二難曰人腸胃長短受水穀多少各幾何然胃

大一尺五寸徑五寸長二尺六寸横屈受水穀三斗五

升其中常留穀二斗水一斗五升小腸大二寸半徑八

分分之少半長三丈二尺受穀二斗四升水六升三合

合之大半廻腸大四寸徑一寸半長二丈一尺受穀一

斗水七升半廣腸大八寸徑二寸半長二尺八寸受穀

九升三合八分合之一故腸胃凡長五丈八尺四寸合

受水穀八斗七升六合八分合之一此腸胃長短受水

數之數也（合）音各下同合受之合加字

胃俗名肚也太膶也徑直也廻腸即大腸也當臍右
廻疊積十六曲故名廻腸廣腸即肛門也

肝重四斤四兩左三葉右四葉凡七葉主藏魂（藏平声下同）
肝有七葉應春木之有葉也隨神往來謂之魂魂者
神明之輔弼也肝藏魂

心重十二兩中有七孔三毛盛精汁三合主藏神（盛藏並平声下同）
心有七孔三毛是上智之人也五竅二毛中智人也
三竅一毛下智人也常人心有二竅無毛愚人心有
一竅下愚之人心有一竅甚小心藏神心無竅則神

出入無門故無色界兩精相搏謂之神神者精氣所化也

脾重二斤三兩扁廣三寸長五寸有散膏半斤主裹血溫五藏主藏榮（裹）上声（藏）上去声下平声

散膏主裹血脾受胃水穀之氣分散五藏是溫五藏一本作各藏受其氣化而為血脉血為榮故脾藏榮藏意

肺重三斤三兩六葉兩耳凡八葉主藏魄

並精出入謂之魄魄者精氣之匡佐也肺藏魄

腎有兩枚重一斤二兩主藏志

腎兩枚左者腎右者命門意之所存者謂之志腎藏

志

膽在肝之短葉間重三兩三銖盛精汁三合（銖音殊）

膽是肝之府故在肝之短葉間三銖秤是今之一錢二分半膽爲清淨之府不受穢汚私曲主果敢決斷

胃重二斤十四兩紆曲屈伸長二尺六寸大一尺五寸徑五寸容穀二斗水一斗五升小腸重二斤十四兩長三丈二尺廣二寸半徑八分分之少半左迴疊積十六曲容穀二斗四升水六升三合合之大半大腸重二斤十二兩長二丈一尺廣四寸徑一寸當臍右迴疊積十六曲盛穀一斗水七升半膀胱重九兩二銖縱廣九寸盛溺九升九合口廣二寸半脣至齒長九分齒已後至

會厭深三寸半大容五合舌重十兩長七寸廣二寸半咽門重十兩廣二寸半至胃長一尺六寸喉嚨重十二兩廣二寸長一尺二寸九節肛門重十二兩大八寸徑二寸太半長二尺八寸受穀九升三合八分合之一廣大圍也二銖即今之八分六銖即二錢半也縱直也會厭咽喉也咽嚥也咽門透胃可嚥物而至于胃也喉嚨通氣往來者也咽嚨二者雖並行其實各異肛門又名廣腸

○四十三難曰人不食飲七日而死者何然人胃中常有留穀二斗水一斗五升故平人日再至圊一行二升半日中五升七日五七三斗五升而水穀盡矣故平人

不食飲七日而死者水穀津液俱盡即死矣【[illegible]】七正反
人為萬物之靈心資飲食以為養苟不食飲則津液
耗絶榮衛不行筋脉失養至七日胃中水穀之氣去
盡則死矣此指平人而論也
○四十四難曰七衝門何在然脣為飛門齒為户門會
厭為吸門胃為賁門太倉下口為幽門大腸小腸會為
闌門下極為魄門故曰七衝門也【厭】於蓋反
衝者衝要往來者也脣為飛門動運開張如物之飛
來也齒為户門飲食由此得入如家室之門户也會
厭咽門也吸入也會厭為吸門噏物吸入而不得復
出也胃為賁門食飲下咽賁向聚於胃也太倉亦胃

也。太倉下口爲幽門。在臍下三寸。謂居於幽暗之處
也。大腸小腸會。爲闌門。者是大腸小腸各受物傳化。
而相會於此。分別清濁。渣粕穢濁。入廣腸。水液滲泄
入膀胱。闌闌分構也。下極肛門也。下極爲魄門。主出
不主內。上通於肺。肺藏魄。故曰魄門。此七門者皆水
穀變化。相衝出入之門路也

○四十五難曰。經言。八會者何也。然。府會太倉。藏會季
脇。筋會陽陵泉。髓會絕骨。血會鬲俞。骨會大杼。脉會太
淵。氣會三焦。外一筋直兩乳內也。熱病在內者。取其會
之氣穴也（附）直呂反
府會太倉。中脘穴也。在臍上四寸。藏會季脇。章門穴

也。在臍上二寸兩旁各九寸是也。筋會陽陵泉穴在
膝下一寸外廉是也。髓會絕骨。絕骨是骨名。穴在外
踝上四寸陽輔穴是也。血會鬲俞穴。在背第七椎下。
兩旁相去各一寸五分是也。骨會大杼。在背第一椎
兩旁相去各一寸五分。脈會太淵穴在右手寸口。氣
會三焦穴膻中是也。在玉堂下一寸六分。直兩乳間
陷者是也。如熱病在內。當其熱之所在。取其會之氣
穴以治之

新刊勿聽子俗解八十一難經卷之四終

新刊勿聽子俗解八十一難經卷之五

○四十六難曰老人卧而不寐少壯寐而不寤者何也
然經言少壯者血氣盛肌肉滑氣道通榮衛之行不失
於常故晝日精夜不寤也老人血氣衰肌肉不滑榮衛
之道濇故晝日不能精夜不得寐也故知老人不得寐
也（寐）弥土反（寤）音悟

寐睡去也寤醒來也精清爽也

○四十七難曰人面獨能耐寒者何也然人頭者諸陽
之會也諸陰脉皆至頸胷中而還獨諸陽脉皆上至頭
耳故令面耐寒也（令）平声

諸陽者謂手三陽從手走至頭足三陽從頭下走至

足手三陰從腹走至手。足三陰從足上走入腹。是以三陰之脉皆至頸而還。惟諸陽脉皆上至頭。又風熱在上。寒濕在下。頭面諸陽之會。故耐寒也

○四十八難曰。人有三虛三實。何謂也。然。有脉之虛實。有病之虛實。有診之虛實也

虛者五藏自虛。真氣內奪于外也。實者內之本實。而外之邪氣。而中傷人也。脉之虛實。脉之而可得。病之虛實。察其證可見。診之虛實。按之。而可知也

脉之虛實者。濡者為虛。緊牢者為實（濡）音軟下同

濡軟同。指下尋之似有。再再還來。依前卻去。病主少氣力。五心煩熱。悶轉耳鳴。下元冷。極豈不為虛也。乃

藏真氣自奪病自内出矣緊堅牢也三關通度按之有餘舉指甚數狀若洪弦主風寒伏陽上衝目眩頭痛此外感邪氣自外入而甚實也

病之虚實者出者爲虚入者爲實言者爲虚不言者爲實緩者爲虚急者爲實

出者爲虚藏真自病自内而出於外也入者爲實風寒暑濕自外而入傷人也言者爲虚五内自病惺靜而言不言爲實外感邪氣鬱冒昏蒸故而不言緩者爲虚病自内出猶延遲慢急者爲實外邪所中風寒濕熱則死生朔日之速矣

診之虚實者濡者爲虚牢者爲實痒者爲虚痛者爲實

外痛内快為外實内虛内痛外快為内實外虛故曰虛
實也（解）癢音養
濡虛牢實説見前癢為虛謂氣血耗虛不能充其形
体故皮膚癢也痛者實氣血壅熱滯塞不通而為痛
也輕按之則痛病在外而淺邪氣在外而不在内故
外痛而内快此外實内虛也重按之乃痛病在内而
深是邪氣塞於内而不在外故内痛而外快此内實
而外虛也
○四十九難曰有正經自病有五邪所傷何以別之然
經言憂愁思慮則傷心形寒飲冷則傷肺恚怒氣逆上
而不下則傷肝飲食勞倦則傷脾久坐濕地強力入水

則傷腎是正經自病也（別）彼列反（[illegible]）上声

心宜靜以養之憂愁思慮太多則勞其神神勞則疲是傷於心也肺宜溫主皮毛飲冷而冒寒者故傷肺肝主怒恚怒則氣逆而上則血滯不行壅積於心胷而不歸養肝是肝之有傷也飲食有節起居有常是養生之道也素問云飲食自倍腸胃乃傷若飲食不節勞役過度是致脾有傷也久坐濕地腎氣不能宣行或強力房事腎本屬水或入水濕則邪之勝真是傷於腎此五者正經自生病也

何謂五邪然有中風有傷暑有飲食勞倦有傷寒有中濕此之謂五邪（中）去声下同

中風者人之躰虛故風得以中之是肝所主也夏之熱甚曰暑冒於熱甚謂之傷暑屬於火心所主也飲食不節勞役過度而懈倦以致胃滿腹脹是脾所主也冬月辛苦之人感冒寒邪始自皮膚而得之肺主皮毛故傷寒肺所主也中濕者風雨山澤蒸氣之襲人多中之謂腎屬水外受水濕邪氣而蒸襲成之是腎所主也此謂之五邪

假令心病何以知中風得之然其色當赤何以言之肝主色自入為青入心為赤入脾為黄入肺為白入腎為黒肝為心邪故知當赤色也其病身熱脇下滿痛其脉浮大而弦

五藏有五色本經言之詳矣假如心病何以知中風而得之是見其面色之赤而脉帶弦也肝主五色今乃肝為心之邪故色見於面其病身熱本心火之正病脇下痛者肝風之證也浮大是心脉弦者肝脉也是知肝之風病干於心也

何以知傷暑得之然當惡臭何以言之心主臭自入為焦臭入脾為香臭入肝為臊臭入腎為腐臭入肺為腥臭故知心病傷暑得之當惡臭其病身熱頭煩心痛其脉浮大而散　(惡)去声　(臊)蘇曹反

五藏有五臭本經言之詳矣是心主之今知傷暑因心而得是觀其證當惡五臭身熱煩而心痛皆心之

證浮太而散心之脉也是知夏之傷暑心邪自于心
也
何以知飲食勞倦得之然當喜苦味也虛爲不欲食實
爲欲食何以言之脾主味入肝爲酸入心爲苦入肺爲
辛入腎爲鹹自入爲甘故知脾邪入心爲喜苦味也其
病身熱而體重嗜臥四肢不收其脉浮大而緩
五藏五味本經言之詳矣假知心病何以知飲食勞
倦而得脾主五味見其喜苦味也脾虛不能消穀故
不欲食脾實消穀善飢故欲食其病身熱本心火所
主体重嗜臥四肢不收者脾之證也浮大心脉緩脾
脉也因知脾邪干於心也

何以知傷寒得之。然。當譫言妄語。何以言之。肺主聲。入肝爲呼。入心爲言。入脾爲歌。入腎爲呻。自入爲哭。故知肺邪入心。爲譫言妄語也。其病身熱。洒洒惡寒。甚則喘欬。其脉浮大而濇。惡去声

五藏五聲本經言之詳矣。假如心病。何以知因傷寒得之。肺主五聲。心發聲爲言。心受肺邪故譫言妄語。而無汗也。其病身熱。本心火所主。洒洒惡寒。是肺主皮毛。其邪在皮膚也。甚則喘欬者。肺主氣。其性剛勁。邪擊其肺。故聲聲怒外。宣而喘。浮大心脉。浮大而濇者。肺脉也。因知肺邪干心也

何以知中濕得之。然。當喜汗出不可止。何以言之。腎主

濕入肝為泣入心為汗入脾為涎入肺為涕自入為唾
故知腎邪入心為汗不可止也其病身熱小腹痛足脛
寒而逆其脉沉濡而大此五邪之法也
五藏五液本經言之詳矣假如心病何以知中濕而
得中濕乃水濕之蒸氣中於人也腎本屬水性濡濕
外受水濕之氣而蒸故中濕為腎之邪且腎主五液
汗是心之液也心受腎之溫邪故令汗出不止身熱
本心火所主小腹痛足脛寒冷腎之候也沉濡腎之
脉大心之脉也是知腎邪干心也
○五十難曰病有虛邪有實邪有賊邪有微邪有正邪
何以別之然從後來者為虛邪從前來者為實邪從所

不勝來者爲賊邪。從所勝來者爲微邪。自病爲正邪

彼列反

五藏各有五邪。今且以心藏言之。假如心火當旺之時。反見肝木之脉。是從後來。木生火。母來生我。故爲虛邪。如見脾土之脉。是從前來。火生土。我去生子。故爲實邪。如見腎水之脉。是從我所不勝者。心不勝腎。鬼來尅我。故爲賊邪。如見肺金之脉。是從我所勝。火尅金。是夫尅妻。故爲微邪。如無他邪。但見心脉之甚者。是正經自病。故爲正邪。是謂之五邪也。餘藏倣此而推

何以言之。假令心病中風得之爲虛邪。傷暑得之爲正

邪飲食勞倦得之為實邪傷寒得之為微邪中濕得之
為賊邪

今以上文心病為例如因中風得之是肝木生心火
母來生我為虛邪也傷暑得之暑屬心火而正經自病
為正邪也飲食勞倦得之心火生脾土我生子為
實邪也傷寒得之火尅肺金我尅他為微邪也中濕
得之腎水尅心火鬼來尅我為賊邪也

○五十一難曰病有欲得溫者有欲得寒者有欲得見
人者有不欲得見人者而各不同病在何藏府也然病
欲得寒而欲見人者病在府也病欲得溫而不欲見人
者病在藏也何以言之府者陽也陽病欲得寒又欲見

五藏者陰也陰病欲得溫又欲閉戸獨處惡聞人聲故
以別知藏府之病也（處）上声（惡）去声（別）彼列反
府陽也藏陰也陰陽消息其證各殊府之病陽主乎
動而應乎外故喜冷而欲見人藏之病陰主乎靜而
應乎内故喜溫而惡聞人聲也此乃分別藏府之病
〇五十二難曰府藏發病根本等不然不等也何然藏
病者止而不行其病不離其處府病者彷彿賁嚮上下
行流居處無常故以此知府藏根本不同也（難）去声（處）
上去声　下上声
等猶同也藏屬陰主乎靜故病不動移是不離其處
也府屬陽主乎動故病彷彿賁衝行流上下居止無

常之定變也此論藏府發病根本之不同也此章與
五十五難互相發明

○五十三難曰經言七傳者死間藏者生何謂也然七傳者傳其所勝也間藏者傳其子也何以言之假令心病傳肺肺傳肝肝傳脾脾傳腎腎傳心一藏不再傷故言七傳者死也（間去声下同）

七傳者是相尅之道傳於我之所尅者也間藏者說見下文今以心病爲例餘病倣此假如心之病自心之始相次而傳六傳至心心當再傳肺肺乃不受再傳是謂一藏不再傷故言七傳者死也

間藏者傳其所生也假令心病傳脾脾傳肺肺傳腎腎

傳肝肝傳心是子母相傳周而復始如環無端故言生也（復）扶又反

間藏者是與七傳之藏相間而傳也此相生之道故言不死

○五十四難曰藏病難治府病易治何謂也然藏病所以難治者傳其所勝也府病易治者傳其子也與七傳間藏同法也（難）平声（易）去声

藏病難治與七傳同法所以難治府病與間藏同法相傳所以易治也與前難同意

○五十五難曰病有積有聚何以別之然積者陰氣也聚者陽氣也故陰沉而伏陽浮而動氣之所積名曰積

氣之所聚名曰聚故積者五藏所生聚者六府所成也
積者陰氣也其始發有常處其痛不離其部上下有所
終始左右有所窮處聚者陽氣也其始發無根本上下
無所留止其痛無常處謂之聚故以是別知積聚也【釋】
云声【別】彼列反
積聚癥瘕癖塊是也藏爲陰陰沉而靜其脉亦沉而
伏主病在内藏氣之所積而成病曰積其病各有常
處如肝在左則積亦在左脇肺在右則積亦在右脇
心在臍上腎在臍下脾在中脘各藏之積各隨其處
是謂上下有終始左右有窮處故痛不離其部位府
爲陽陽浮而動其脉亦浮而動也主病在外府氣之

所聚而成病曰聚其病始發無根本往來上下無定止故痛亦無常處也與五十二難同意

○五十六難曰五藏之積各有名乎以何月何日得之

然肝之積名曰肥氣在左脇下如覆杯有頭足久不愈令人發咳逆痎瘧連歲不已以季夏戊己日得之何以言之肺病傳肝肝當傳脾脾季夏適王王者不受邪肝復欲還肺肺不肯受故留結為積故知肥氣以季夏戊己日得之　(令)平声　(痎)音皆　(王)去声与旺同己下並同

肥氣者如肉肥其之狀肝居左故病發於左脇下以而不愈令人咳逆痎瘧咳逆藏逆也肝受肺之邪當傳與脾脾正值旺雖不受其傳致肝自病緣脾旺上止

十八日不久而衰終被肝邪之所侵脾胃必虚故發咳逆瘖瘧寒熱如期也間日而發者曰瘖連日而發者曰瘧肝應東方而生風故瘖瘧如日從東升常且依期而見如風之來有發有止也肝應春爲萬物始生之時故小兒多有此病

心之積名曰伏梁起臍上大如臂上至心下久不愈令人病煩心以秋庚辛日得之何以言之腎病傳心心當傳肺肺秋適王王者不受邪心復欲還腎腎不肯受故留結爲積故知伏梁以秋庚辛日得之（令平声下同）伏梁者伏而不動如屋之梁也病發於臍上心之部位也煩心心悶而煩也

脾之積名曰痞氣在胃脘覆大如盤久不愈令人四肢不收發黃疸飲食不爲肌膚以冬壬癸日得之何以言之肝病傳脾脾當傳腎腎以冬適王王者不受邪脾復欲還肝肝不肯受故留結爲積故知痞氣以冬壬癸日得之【痞】技鄙反

痞者否塞而不通也脾在中央其病在胃脘纏臍而環也脾主四肢故主四肢不收黃脾之色疸濕熱也脾受濕熱則飲食不爲肌肉故發黃疸或成消中此因脾積久不愈而致

肺之積名曰息賁在右脇下覆大如杯久不已令人洒淅寒熱喘咳發肺壅以春甲乙日得之何以言之心病

傳肺肺當傳肝肝以春適王王者不受邪肺復欲還心
心不肯受故留結為積故知息賁以春甲乙日得之

音折

洒淅悉驚之貌息賁者言其或息而或賁起也肺居
右故病發於右脇下肺主皮毛肺積久不愈令人皮
膚之間森然而寒翕然而熱故謂之洒淅寒熱非大
寒熱也肺主氣故喘邪擊其肺故咳嗽久而肺欝也
欝一本作壅

腎之積名曰賁豚發於少腹上至心下若豚狀或上或
下無時久不已令人喘逆骨痿少氣以夏丙丁日得之
何以言之脾病傳腎腎當傳心心以夏適王王者不受

邪。腎復欲還脾。脾不肯受。故留結爲積。故知賁豚以夏丙丁日得之。此是五積之要法也　痿音委

賁奔也。心積曰伏梁。言伏而不動也。腎積曰賁豚。言動而不伏。如豚之奔也。腎居下。故其病發於少腹。久不愈。令人喘逆。腎是肺之子。子病母必憂。故喘逆而少氣。腎主骨。故骨痿弱。而不能行動也。此難說五積大要之法

○五十七難曰。泄凡有幾。皆有名不。然。泄凡有五。其名不同。有胃泄。有脾泄。有大腸泄。有小腸泄。有大瘕泄。名曰後重　瘕音加

五泄之證。說見下文

胃泄者飲食不化色黄

胃主腐熟水穀以分清濁輸其精氣於脾脾乃散於五藏六府穢濁糟粕而歸大腸今胃氣弱因受寒邪不能腐熟水穀乃徑傳送於大腸故泄黄色米穀皆完出而不化也是爲胃泄

脾泄者腹脹滿泄注食即嘔吐逆

胃雖腐熟水穀清濁已分今脾虚受邪因而腹脹不能散胃之精氣於五藏六府只留在胃中胃中氣滿故食下而嘔逆使其精氣混合穢濁糟粕同歸大腸而泄下也是爲脾泄

大腸泄者食已窘迫大便色白腸鳴切痛 窘渠殞反 便平声

窘迫極急逼迫之意大腸肺之府故色白腸虚則鳴腸寒則痛大腸有寒邪之氣所以食未畢而速急要去大便而泄白色腸鳴而割痛也是爲大腸泄

小腸泄者溲而便膿血少腹痛（溲）所鳩反（便）平声下同

溲小便也小腸心之府心主血故小便利而大便泄膿血小腸在少腹既受寒邪則少腹而痛也是爲小腸泄

大瘕泄者裏急後重數至圊而不能便莖中痛此五泄之法也（數）入声（圊）七正反（莖）音行

瘕者聚也圊廁也水穀糟粕皆從大腸而傳送大腸下口則廣腸與膀胱也大腸糟粕傳送於廣腸水液

則施化於膀胱今大腸有寒邪則裏急欲速傳糟粕於廣腸而出廣腸有熱氣瘕聚遂隱閉糟濁則後重雖數欲去大便而穢濁不能出肛門也大腸廣腸俱受病近於膀胱致水液出少莖中因澁而痛也是為大瘕泄大瘕即痢也然分赤白二證赤者熱白者寒也謂大腸受寒邪之甚大腸肺之府故色白廣腸受熱氣之極熱主火故色赤寒邪熱氣俱甚則赤白相雜是皆寒熱之邪氣腸中相搏而成也○此一難說五泄之法

五十八難曰傷寒有幾其脉有變不然傷寒有五有中風有傷寒有濕溫有熱病有溫病

有汗惡風者謂之中風即傷風也無汗惡寒者謂之傷寒一身盡痛者謂之濕溫冬感於寒至夏方發謂之熱病感不時之氣而病一歲之中長幼皆相似者謂之溫病即疫癘也

其所苦各不同中風之脉陽浮而滑陰濡而弱濕溫之脉陽浮而弱陰小而急傷寒之脉陰陽俱甚而緊濇熱病之脉陰陽俱浮浮之而滑沉之散濇溫病之脉行在諸經不知何經之動也各隨其經所在而取之

苦病苦也陰陽指尺寸也傷風之脉陽浮而滑風傷於衛故陽浮於上滑是風脉故頭痛而惡風陰濡而弱者緣傷其風邪在外不在內故陰濡而弱也傷寒

之脉陰陽俱盛謂尺寸一般緊是寒傷於榮濇是主無汗也熱病之脉陰陽俱浮是尺寸俱浮輕手按浮而滑心傷熱也重手按之沉而散濇是津液虚少也温病者温當作瘟乃四時不正之氣春當温而反寒夏當熱而反凉秋當冷而反熱冬當寒而反温非其時而有其氣故病長幼皆相似此則時行之瘟疫非謂春之温病也其證亦分陰陽六經與傷寒無異當審其病在何經隨其所在以治之

傷寒有汗出而愈下之而死者有汗出而死下之而愈者何也然陽虚陰盛汗出而愈下之即死陽盛陰虚汗出而死下之而愈

此言陰陽者謂病在表爲陽病在裏爲陰也邪之初中人始在皮膚發熱惡寒是表有邪而裏未有邪是陽虛陰盛也故宜汗之而愈若誤下之則死或表不解邪氣則傳裏不惡寒反惡熱煩躁譫語是邪在裏爲陰虛陽盛也故當下之而愈若誤汗之則死傷寒論云桂枝下咽陽盛則斃承氣入胃陰盛乃亡此汗下之誤也

寒熱之病候之如何也然皮寒熱者皮不可近席毛髮焦鼻藁不得汗肌寒熱者皮膚痛唇舌槁無汗骨寒熱者病無所安汗注不休齒本藁痛⟨藁⟩古者反

皮寒熱者邪之初中人始入肺經肺主皮毛開竅於

鼻故皮不可近席毛髪焦燥而鼻乾藁不得汗也肌寒熱者邪入爲脾脾主肌肉開竅唇口脾既受邪津液不能温於肉以營乎唇口故皮膚肌肉痛唇口燥乾而舌藁無汗也骨寒熱者骨屬腎腎主液齒乃骨之餘腎之有邪不能主液則汗妄注不休骨受寒熱其齒不榮而藁故病無所安也

新刊勿聽子俗解八十一難經卷之五終

新刋勿聽子俗解八十一難經卷之六

○五十九難曰狂癲之病何以別之然狂之始發少臥而不饑自高賢也自辯智也自貴倨也妄笑好歌樂妄行不休是也癲病始發意不樂直視僵仆其脉三部陰陽俱盛是也（別彼列反下同　倨音鋸　好去声　樂音洛　僵音姜　仆音副）

陰陽相和爲平陰陽偏勝爲病陽邪内甚而發越於外者曰重陽重陽者狂陽動而陰静故少臥邪甚於内故不饑妄自高能強辨是非尊貴倨傲對空歌樂登高踰垣棄衣而走者是也陰邪内甚溢溢於外者曰重陰重陰者癲癲倒也陰主静故病之發不語不樂默然直視而癲倒也覆面而癲曰仆仰面反張

曰厥三部俱陽脉之甚狂也。三部俱陰脉之甚癲也。
○六十難曰。頭心之病有厥痛有真痛何謂也。然手三
陽之脉受風寒伏留而不去者則名厥頭痛。入連在腦
者名真頭痛。其五藏氣相干名厥心痛。其痛甚但在心
手足青者即名真心痛。其真心痛者旦發夕死。夕發旦
死。
手三陽之脉皆從手走至頭。三陽之經受風寒。伏留
衝生於頭而痛。名曰厥頭痛。若非經之風寒其邪自
風府而入於腦髓則痛連入腦。四肢厥冷。名曰真頭
痛也。心爲君主故不受邪。五藏皆屬於心。五藏之氣
或干於心而痛者非正心之痛。乃心包絡痛也。心既

不受邪其痛但在心而痛甚者是心自痛必手足青色而厥此名真心痛也本經云其真心痛者真字下當有頭痛二字蓋闕文也真頭痛真心痛二者皆旦發夕死夕發旦死喻其不可治也

○六十一難曰經言望而知之謂之神聞而知之謂之聖問而知之謂之工切脉而知之謂之巧何謂也

望其色以知其病曰神聞其聲以知其病曰聖問其所欲何味以知其病曰工切其脉以知其病曰巧是謂四知也

然望而知之者望見其五色以知其病聞而知之者聞其五音以別其病問而知之者問其所欲五味以知其

病所起所在也切脉而知之者診其寸口視其虛實診知其病病在何藏府也

五色青屬肝赤屬心黄屬脾白屬肺黒屬腎假令肝病見青色肝自病見赤色心乘肝也此謂望色而知其病也五音歌哭呼笑呻之五聲也假令病人好歌者知脾病好哭者知肺病此謂聞聲而知其病也五味者肝喜酸肺喜辛腎喜鹹心喜苦脾喜甘此爲問所欲食味而知其病也假令診脉之浮沉遅數滑濇長短陰陽虛實至數多寡以知病在何藏府此謂切脉而知其病也古人云醫有四知此之謂也本經獨言診其寸口者一難云獨取寸口以決五藏六府死

生吉凶之法也

經言以外知之曰聖以內知之曰神此之謂也

听其聲聞於外者以知其病故曰聖觀其形色以知

內腹之疾者曰神知此之謂歟

○六十二難曰藏井滎有五府獨有六者何謂也然府

者陽也三焦行於諸陽故置一俞名曰原府有六者亦

與三焦共一氣也（俞）輸去声

藏井滎有五謂井滎俞經合也府井滎有六謂井滎

俞原經合也以三焦為原氣之別使主持原氣之氣

而通行於諸陽故又別置一俞而名曰原所以府有

六者與三焦共一氣也

○六十三難曰。十變言。五藏六府滎合。皆以井爲始者何也。然井者東方春也萬物之始生諸蚑行喘息蜎飛蠕動。當生之物莫不以春生。故歲數始於春日數始於甲。故以井爲始也 蚑去智反 蜎音涓 蠕音軟

月字當作日。紀氏曰。甲。乙。丙。丁。十變言。五藏六府之滎合。今皆以井爲始者。爲井屬東方木也。木者春也。春爲萬物發生之始。至於諸蚑方爲喘息蜎飛小蟲。方始蠕動。草木蟄蟲當生之物。莫不以春而生。故一歲之始。起於春。日之數。始於甲。甲乙亦木之屬於春也。滎俞經合所以井爲始者。亦應木之春也

○六十四難曰。十變又言陰井木陽井金陰滎火陽滎

水陰俞土陽俞木陰經金陽經火陰合水陽合土陰陽皆不同其意何也然是剛柔之事也陰井乙木陽井庚金陽井庚庚者乙之剛也陰井乙乙者庚之柔也乙爲木故言陰井木也庚爲金故言陽井金也餘皆做此井滎十變是十干五行相生相尅之理也故陰井木生陰滎火陰滎火生陰俞土陰俞土生陰經金陰經金生陰合水陽井爲金陽井金生陽滎水陽滎水生陽俞木陽俞木生陽經火陽經火生陽合土此五行之道母子相生之義陰井木者乙也陽井金者庚也乙與庚爲剛柔也甲與己爲剛柔丙與辛爲剛柔丁與壬爲剛柔戊與癸爲剛柔此陰陽相尅制剛柔相

配合。夫婦之道。今井滎陰陽之不同。其此之謂歟

○六十五難曰。經言所出爲井。所入爲合。其法奈何

紀氏曰。井者之名。謂終日常汲。未嘗損。終日泉注。未嘗益。今言所出爲井者。爲其有常不損不益。其經常如此。而出也。所入爲合者。言經脉自此而入藏與諸經而相合也

然。所出爲井。井者東方春也。萬物始生。故言所出爲井。所入爲合。合者北方冬也。陽氣入藏。故言所入爲合也

井應東方木。如四時之春也。當春之時。萬物始生。經自井出。如萬物之始生。故言所出爲井。合者經之入也。應北方。如四時之冬也。當冬之時萬類深藏蟄虫

固容陽氣於此入藏而得與諸經相會故言所入為

合也

○六十六難曰。經言。肺之原出於太淵。心之原出於太陵。肝之原出於太衝。脾之原出於太白。腎之原出於太谿。少陰之原出於兌骨。膽之原出于丘墟。胃之原出於衝陽。三焦之原出於陽池。膀胱之原出於京骨。太腸之原出於合谷。小腸之原出於腕骨。十二經皆以俞爲原者何也。然。五藏俞者。三焦之所行。氣之所留止也。三焦所行之俞爲原者何也。然。臍下腎間動氣者。人之生命也。十二經之根本也。故名曰原。三焦者。原氣之別使也。主通行三氣。經歷於五藏六府。原者。三焦之尊號也。故

所止輙爲原。五藏六府之有病者皆取其原也（使）去声
紀氏曰。十二經之俞。皆係三焦所行氣留止之處。然
三焦所行。以俞爲原者。假原氣以名之也。原氣隱於
腎間。寂然不動。乃爲人之生命十二經之根本。三焦
者。即原氣之別使也。且下焦稟原氣。原氣者。即真元
之氣也。上達至於中焦。主受五藏六府。水穀精悍之
氣。化而爲榮衛。榮衛之氣。得真元之氣相合。主氣通
行。達於上焦。入肺經。自肺經始。經歷五藏六府也。蓋
原者。乃三焦尊號之名。故三焦所行留止之處。輙爲
原也。若五藏六府之有病。皆取之於原者。謂原爲生
氣之根原故也

○六十七難曰。五藏募皆在陰。而俞在陽者。何謂也。然。陰病行陽。陽病行陰。故令募在陰。俞在陽（募音慕）

紀氏曰。腹爲陰。背属陽。募在腹。故爲陰。俞在背。故爲陽。陰病生於内。而行於外。即陰行陽也。故陽俞在背。陽病生於外。而行於内。即陽行陰也。故陰募在腹也。募俞穴法載在圖内。

○六十八難曰。五藏六府。各有井滎俞經合。皆何所主。然。經言。所出爲井。所流爲滎。所注爲俞。所行爲經。所入爲合。井主心下滿。滎主身熱。俞主体重節痛。經主喘咳寒熱。合主逆氣而泄。此五藏六府。其井滎俞經合。所主病也。

紀氏曰。水行地中。衆流叶應經脉之行。亦如此也。今井者若水之源。水始出其源流之尚微。故謂之滎。水上而注下。下復承而流之。故謂之俞。水行經而過者故謂之經。經過於此。乃入於藏府。與衆經相會者。故謂之合。按素問云。六經爲川。腸胃爲海也。井爲木應肝。肝有邪。主心下滿。故治之於井。滎爲火應心。心主熱。心有邪。主身熱。故治之於滎。俞爲土應脾。主四肢脾有邪。故体重節痛。宜治俞穴。經爲金應肺。肺有邪。得寒則咳。得熱則喘。宜治於經。合爲水應腎。腎氣不足則氣逆而上。水注下泄。宜治之於合也

○六十九難曰。經言。虚者補之。實者瀉之。不實不虚。以

經取之。何謂也。然。虛者補其母。實者瀉其子。當先補之。然後瀉之。不實不虛。以經取之者。是正經自生病。不中他邪也。當自取其經。故言以經取之。中去声

虛者補其母。假如肝虛可補腎。而益其肝。腎是肝之母。故言母能令子實。如肝實可瀉心。而損其肝之子。故言子能令母虛也。自取其經。謂春脉弦多。是肝藏正經自病。故言不實不虛。當於足厥陰少陽之經而施補瀉焉。當先補之。然後瀉之。此兩句之義。非有闕誤。必衍文也。

○七十難曰。經言春夏刺淺。秋冬刺深者。何謂也。然。春夏者。陽氣在上。人氣亦在上。故當淺取之。秋冬者。陽氣

在下人氣亦在下故當深取之

此四時用鍼淺深之法

春夏各致一陰秋冬各致一陽者何謂也然春夏溫必致一陰者初下鍼沉之至腎肝之部得氣引持之陰也秋冬寒必致一陽者初內鍼淺而浮之至心肺之部得氣推內之陽也是謂春夏必致一陰秋冬必致一陽

內音納　推他堆反

致取也春夏時溫必致一陰者初入鍼五分即沉之至腎肝之部俟得氣乃引鍼而持之至於心肺之分使陰氣以和陽也秋冬時寒必致一陽者初內鍼三分淺而浮之當心肺之部俟得氣推鍼而內之以達

於腎肝之分。使陽氣和於陰也

○七十一難曰。經言。刺榮無傷衛。刺衛無傷榮。何謂也。

然。針陽者。卧針而刺之。刺陰者先以左手攝按所針滎俞之處。氣散乃内針。是謂刺榮無傷衛。刺衛無傷榮也。

内音納

榮爲陰。衛爲陽。榮行脉中。衛行脉外。用針之法。故有淺深。然針陽必卧針。謂陽輕浮。若過之。恐傷榮也。刺陰者。先以左手。攝按所刺之穴。良久氣散乃内針。不然恐傷衛也。無毋通。謂禁止之辭

○七十二難曰。經言。能知迎隨之氣。可令調之。調氣之方。必在陰陽。何謂也。

調上平声。下去声

迎者。迎其氣之方來未盛。故奪而瀉之。隨者。隨其氣之方去而未虚。故濟以補之。補瀉之法。在乎調氣。調氣之方。必察乎陰陽也

然所謂迎隨者。知榮衛之流行。經脉之往來也。隨其逆順而取之。故曰迎隨調氣之方。必在陰陽者。知其内外表裏。隨其陰陽。而調之。故曰調氣之方。必在陰陽

迎隨在乎調氣。是知榮衛之流行。經脉之往來。隨其氣之逆順。病在何經。隨所在。以調治之。此調氣之方也。内爲陰。外爲陽。表爲陽。裏爲陰。必察其病在陰在陽。隨其陰陽虚實。而施補瀉也。陽虚陰實。則補陽瀉陰。陽實陰虚。則瀉陽補陰。倶實倶虚。則隨其陰陽。補

瀉也此所謂調氣之方必在陰陽也

○七十三難曰諸井者肌肉淺薄氣少不足使也刺之奈何然諸井者木也滎者火也火者木之子當刺井者以滎瀉之故經言補者不可以為瀉瀉者不可以為補此之謂也

諸經之井皆在手足梢肌肉淺薄處不足以補瀉今當瀉井可只瀉其滎井為木滎為火火乃木之子謂實則瀉其子也故引經為證補者不可為瀉瀉者不可為補也

○七十四難曰經言春刺井夏刺滎季夏刺俞秋刺經冬刺合者何也然春刺井者邪在肝夏刺滎者邪在心

季夏刺俞者邪在脾秋刺經者邪在肺冬刺合者邪在腎其肝心脾肺腎而繫於春夏秋冬者何也然五藏一病輙有五也假令肝病色青者肝也臊臭者肝也喜酸者肝也喜呼者肝也喜泣者肝也其病衆多不可盡言也四時有數而並繫於春夏秋冬者也鍼之要妙在於秋毫者也

病證之衆多不可盡言豈止聲色味臭液五者而已然五藏之病邪氣所干皆繫春夏秋冬及井滎俞經合之所爲用鍼之妙補母瀉子其法精微在於秋毫之間者也

○七十五難曰經言東方實西方虚瀉南方補北方何

詳也然金木水火土當更相平東方木也西方金也木欲實金當平之火欲實水當平之土欲實木當平之金欲實火當平之水欲實土當平之東方者肝也則知肝實西方者肺也則知肺虛瀉南方火補北方水南方火火者木之子也北方水水者木之母也水勝火子能令母實母能令子虛故瀉火補水欲令金不得平木也經曰不能治其虛何問其餘此之謂也

平者適中也無太過不及之謂五行勝負則有太過不及之患假令東方實肝木之實也西方虛肺金之虛也是金之不及故不能平乎木之太過也欲得其平者雖瀉南方火補北方水火是木之子奪子之氣

使子得食母之有餘則無太過水是金之子益子之氣使子不殘食於母則金無不及之患然後金乃可得而平木使無偏勝自然兩平矣若不能治肺金之虛焉能平其肝木之實也歟○金不得平木不字衍文

○七十六難曰何謂補瀉當補之時何所取氣當瀉之時何所置氣然當補之時從衛取氣當瀉之時從榮置氣其陽氣不足陰氣有餘當先補其陽而後瀉其陰陰氣不足陽氣有餘當先補其陰而後瀉其陽榮衛通行此其要也

補則取衛之氣以補虛處瀉則從榮棄置其氣而不

用也。然人之病虛實不同，補瀉之法亦異。若陽氣不足，陰氣有餘，則先補其陽而後瀉陰以和之；陰氣不足，陽氣有餘，則先補陰而後瀉陽以和之，則榮衛自然通行矣。補瀉之法見下篇。

○七十七難曰：經言上工治未病，中工治已病者，何謂也？然：所謂治未病者，見肝之病，則知肝當傳之與脾，故先實其脾氣，無令得受肝之邪，故曰治未病焉。中工治已病者，見肝之病，不曉相傳，但一心治肝，故曰治已病也。

相傳是傳經之法，詳見五十三難。

治令 並平声

○七十八難曰：鍼有補瀉，何謂也？然：補瀉之法，非必呼

吸出内鍼也（内）入声

紀氏曰呼盡而内鍼吸而引鍼者爲補吸則内鍼呼盡出鍼爲瀉今此言補瀉之法非必呼吸出内鍼而已謂得氣之來而出入爲補瀉也說見下文

然知爲鍼者信其左不知爲鍼者信其右當刺之時必先以左手厭按所鍼榮俞之處彈而努之爪而下之其氣之來如動脉之狀順鍼而刺之得氣推而内之是謂補動而伸之是謂瀉不得氣乃與男外女内不得氣是謂十死不治也（厭）入声（彈）平声（下）上声（推）他堆反（内）音納女内之内如字（治）去声

善鍼者信用左手不知鍼法者自若右手起也當鍼之時以左手厭按所鍼之處以右手彈而努之使脉氣

之來甚爪而下之欲置針進當其氣之來如動脈之
狀應於左手之下然後循針而刺之待氣應於針下
因推入至榮俞是爲補也得氣便搖轉而出之是爲
瀉也若停針候氣久而不至則與男外女内不得氣
一般故皆不可治男外女内者男爲陽氣甚於外女
爲陰氣甚於内男子輕手按其穴淺其針而候衛氣
之分女子重手按其穴深其針而候榮氣之分過時
而氣皆不至不應手者是陰陽氣盡也

○七十九難曰經言迎而奪之安得無虚隨而濟之安
得無實虚之與實若得若失實之與虚若有若無何謂
也

補瀉之道。以平爲期。迎而奪之。謂取其榮氣而瀉其實者。不可使太虛。隨而濟之。謂從衛取氣而濟益不足之經。出針而捫其穴。此補之道。亦不可使太實。若過其中。則瀉其實者而使之反虛。補其虛者而使之反實。是若得若失也。若有若無者。謂經脉之氣。來多少冥昧而不知。是若無也。經氣已至。豁然神悟。是若有也

然迎而奪之者。瀉其子也。隨而濟之者。補其母也。假令心病。瀉手心主俞。是謂迎而奪之者也。補手心主井。是謂隨而濟之者也。所謂實之與虛者。濡牢之意也。氣來實牢者爲得。濡虛者爲失。故曰若得若失也

迎者迎於前。隨者隨其後。假令心病。心火也。土爲火之子。心之實則瀉手心主之俞。大陵穴。實則瀉其子。是迎而奪之也。木爲火之母。心之虛則補手心主之井中衝穴。虛則補其母。是隨而濟之也。實之與虛牢濡之意者。謂補其虛可止於平。而氣來牢實者。是爲若得也。謂瀉其實亦可止於平。而至於氣濡虛者。是爲若失也。若持針不能明其牢濡者。故有若得若失之患。

○八十一難曰。經言。有見如入。有見如出者。何謂也。然所謂有見如入者。謂左手見氣來至。乃内針。鍼入見氣盡。乃出針。是謂有見如入。有見如出也（内）音納（見）並音現

鍼之出入。必隨氣之往來。沰左手按穴待氣來至。方且入鍼。候其應盡而出鍼也

○八十一難曰。經言無實實虛虛。損不足而益有餘。是寸口脉耶。將病自有虛實耶。其損益柰何。然。是病。非謂寸口脉也。謂病自有虛實也。假令肝實而肺虛。肝者木也。肺者金也。金木當更相平。當知金平木。假令肺實。故知肝虛微少氣。用鍼不補其肝。而反重實其肺。故曰實實虛虛。損不足而益有餘。此者中工之所害也　令平声　重平声

是病二字必衍文。肝實而肺虛。金當平木。已詳見七十五難。若肺實肝虛。則當瀉金而補木也。用鍼者。乃

于時寬永四丁卯歲初夏吉辰

岩田七兵衛刊行

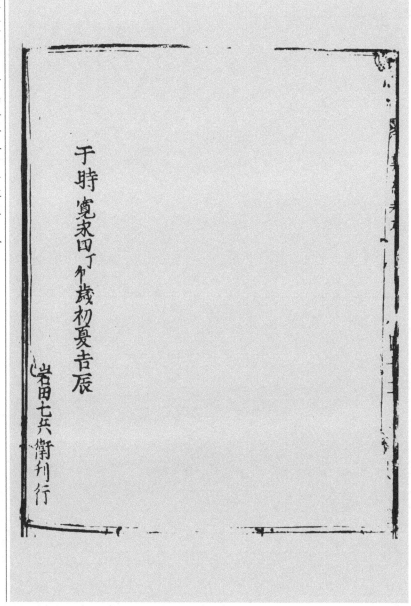

针灸推拿類

十四經發揮

〔元〕滑壽　著

寬政十年刻本

無点
ふりかな付
假名讀十四経　全二冊
此書ハ十四経發揮を讀易平仮名を加へ文句の難知ハ左に其譯を悉記し初心の輩療治を行ふ事を明らかにせしむ

無点
ふりかな付
假名讀鍼灸治方　骨度正誤図入　全二冊
此書ハ十四経の経穴に療治をする時鍼に浅深の法灸に多少の法ある事を悉く平仮名に書記し諸病を治することを知らしむ

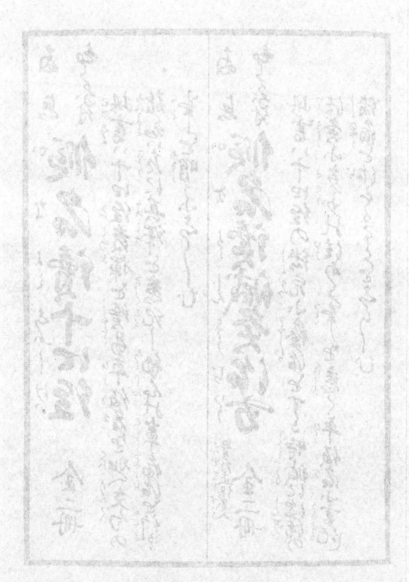

新刊十四經絡發揮序

十四經絡發揮者發揮十四經絡也經絡在人身手三陰三陽足三陰三陽凡十有二而云十四者併任督二脉言也任督二脉何以併言任脉直行於腹督脉直行於背爲腹背中行諸穴所系也手太陰肺經左右各十一穴足太陰脾經左右各二十一穴手陽明大腸經左右各二十穴足陽明胃經左右各四十五穴手少陰心經左右各九穴足少陰腎經左右各二十七穴手太陽小腸經左右各十九穴足太陽膀胱經

左右各六十三穴手厥陰心包經左右各九穴足厥陰肝經左右各十三穴手少陽三焦經左右各二十三穴足少陽膽經左右各四十三穴兼以任脉中行二十四穴督脉中行二十七穴而人身周矣醫者明此可以鍼可以灸可以湯液投之所向無不取驗後世醫道不明古先聖王救世之術多廢不講鍼灸湯液之法或歧爲二或參爲三其又最下則鍼行者百一灸行者什二湯液行者什九而千萬抑何多寡之相懸耶或者以鍼誤立效灸次之而湯液猶可稍緩

乎是故業彼者多業此者寡也噫果若是亦淺矣哉其用心也夫醫之治病猶人之治水水行于天地猶血氣行于人身也溝渠畎澮河泖川瀆皆其流注交際之處或壅焉或塞焉或溢焉皆足以害治而成病苟不明其嚮道而欲治之其不至於泛濫妄行者否也醫之治病一迎一隨一補一瀉一汗一下一宣一導凡所以取其和平者亦若是耳而可置經絡於不講乎滑伯仁氏有憂之故爲之圖爲之註爲之歌以發揮之周悉詳盡曲暢旁通後之醫者可披卷而得

焉伯仁氏之用心亦深矣哉後伯仁氏而興者有薛良武氏焉良武氏潛心講究其所自得亦已多矣乃復校正是書而刋諸梓欲以廣其傳焉推是心也即伯仁氏之心也良武名鎧爲吳之長洲人有子曰己者今以醫判南京大醫事尤以外科名而外科者特其一也君子謂其能振家業云

嘉靖戊子冬閏十月望日前進士姑蘇西間盛應陽斯顯書于金陵官寓

十四經發揮序

人具九臟之形而氣血之運必有以疏載之其流注則曰歷曰循曰經曰至曰抵其交際則曰會曰過曰行曰達者蓋有所謂十二經焉十二經者左右手足各備陰陽者三陰右而陽左也陽順布而陰逆施也以三陽言之則太陽少陽陽明陽既有太少矣而又有陽明者何取兩陽合明之義也以三陰言之則太陰少陰厥陰陰既有太少矣而又有厥陰者何取兩陰交盡之義也非徒經之有十二也而又有所謂孫絡者焉孫絡之數三百六十有五所以附經而行周流而不息也至若陰陽維蹻衝帶六脉固皆有所繫

屬而唯督任二經則苞乎腹背而有專穴諸經滿而
溢者此則受之初不可謂非常經而忽略焉法宜與
諸經並論通考其隧穴六百五十有七者而施治功
則醫之神秘盡矣蓋古之聖人契乎至靈洞視無隱
故能審系脉之真原虛實之變建名立號使人識而
治之雖後世屢至抉膜導莚驗幽索隱卒不能越其
範圍聖功之不再壹至是乎由此而觀學醫道者不
可不明乎經絡經絡不明而欲治夫疢疾猶習射而
不操弓矢其不能也決矣濂之友滑君深有所見於
此以內經骨空諸論及靈樞本輸篇所述經脉辭旨
簡嚴讀者未易即解於是訓其字義釋其名物疏其

本旨正其句讀釐爲三卷名曰十四經發揮復慮隧
穴之名難於記憶聯成韻語附於各經之後其有功
於斯世也不亦遠哉世之著醫書者日新月盛非不
繁且多也漢之時僅七家耳唐則增爲六十四至宋
遂至一百七十又九其發明方藥豈無其人純以内
經爲本而弗之雜者抑何其鮮也若金之張元素劉
完素張從正李杲四家其立言垂範殆或庶幾者乎
今吾滑君起而繼之凡四家微辭秘旨靡不貫通發
揮之作必將與其書並傳無疑也嗚呼橐籥一身之
氣機以補以瀉以成十全之功者其唯針砭之法乎
若不明於諸經而誤施之則不假鋒刃而戕賊人矣

可不懼哉縱讒曰九針之法傳之者蓋鮮苟以湯液言之亦必明於何經中邪然後注何劑而治之奈何粗工絶弗之講也滑君此書豈非醫塗之輿梁也歟濂故特為序之以傳非深知滑君者未必不以其言為過情也滑君名壽字伯仁許昌人自號為攖寧生博通經史諸家言為文辭温雅有法而尤深於醫江南諸醫未能或之先也所著又有素問鈔難經本義行于世難經本義雲林危先生素嘗為之序云翰林學士亞中大夫知制誥兼脩國史金華宋濂謹序

十四經發揮序

觀文於天者非宿度無以稽七政之行察理於地者非經水無以別九圍之域矧夫人身而不明經脉又烏知榮衛之所統哉此内經靈樞之所由作也竊嘗攷之人爲天地之心三材蓋一氣也經脉十二以應經水孫絡三百六十有五以應周夫之度氣穴稱是以應周期之日宜乎榮氣之榮於人身晝夜環周軼天旋之度四十有九或謂衛氣不循其經殆以晝行諸陽夜行諸陰之異未始相從而亦未嘗相離也夫日星雖殊所以麗乎天者皆陽輝之昭著也河海雖殊所以行乎地中者寔一水之流衍也經絡雖交相

貫屬所以周於人身者一榮氣也噫七政失度則災眚見焉經水失道則洚潦作焉經脉失常則所生是動之疾繇是而成焉以故用鍼石者必明俞穴審闔闢因以虛實以補瀉之此經脉本輸之旨尤當究心靈樞世無註本學者病焉許昌滑君伯仁父嘗著十四經發揮專疏手足三陰三陽及任督也觀其圖章訓釋綱舉目張足以為學者出入嚮方實醫門之司南也既成將鋟梓以傳徵余敘其所作之意余不敏輙書三材一氣之說以歸之若別經絡筋骨度之屬則此不暇備論也時至正甲辰中秋日四明呂復養生主書于票騎山之樵舍

自序

人為血氣之屬飲食起居節宣微爽不能無疾疾之感人或內
或外或小或大為是動為所以生病咸不出五臟六府手足陰
陽聖智者興思有以治之於是而入者於是而出之也上古治
病湯液醪醴為甚少其有疾率取夫空穴經隧之所統繫視夫
邪之所中為陰為陽而灸刺之以驅去其所苦觀內經所載服
餌之法纔一二為灸者四三其它則明鍼刺無慮十八九鍼之
功其大矣厥後方藥之說肆行鍼道遂寢不講灸法亦僅而獲
存鍼道微而經絡為之不明經絡不明則不知邪之所在求法
之動中機會必捷如響亦難矣若昔軒轅氏岐伯氏斤斤問荅
明經絡之始末相孔穴之分寸探幽摘邃布在方冊亦欲使天

下之爲治者視天下之疾有以究其七情六淫之所自及有以察夫某爲某經之陷下也某爲某經之虚若實可補瀉也某爲某經之表裏可汗可下也鍼之灸之藥之餌之無施不可俾免夫嚬蹙呻吟抑已備矣遠古之書淵乎深哉於初學或未易也乃以靈樞經本輸篇素問骨空等論裒而集之得經十二任督脉云行腹背者二其隧穴之周於身者六百五十有七攷其陰陽之所以往來推其骨空之所以駐會圖章訓釋綴以韻語釐爲三卷目之曰十四經發揮庶幾乎發前人之萬一且以示初學者於是而出入之嚮方也烏乎攷圖以窮其源因文以求其義尚不戾前人之心後之君子察其勤而正其不逮是所望也

至正初元閏月六日許昌滑壽自序

十四經發揮

凡例

一十二經所列次第並以流注之序為之先後附以任督二奇者以其有專穴也總之為十四經云

一註者所以釋經也其訓釋之義凡有三焉訓字一義也釋身體府藏名物一義也解經一義也其載穴法分寸則圈以別之

一各經既於本經詳註處所其有他經交會處但云見某經不必復贅

一經脉流注本經曰歷曰循曰至曰抵其交會者曰會曰過曰行其或經行之處既非本穴又非交會則不以字例統之

一奇經八脉雖不若十二經之有常道亦非若諸絡脉之微妙

也任督二脉之直行者既已列之十四經其陰陽維蹻衝帶六脉則別具編末以備參考

目録

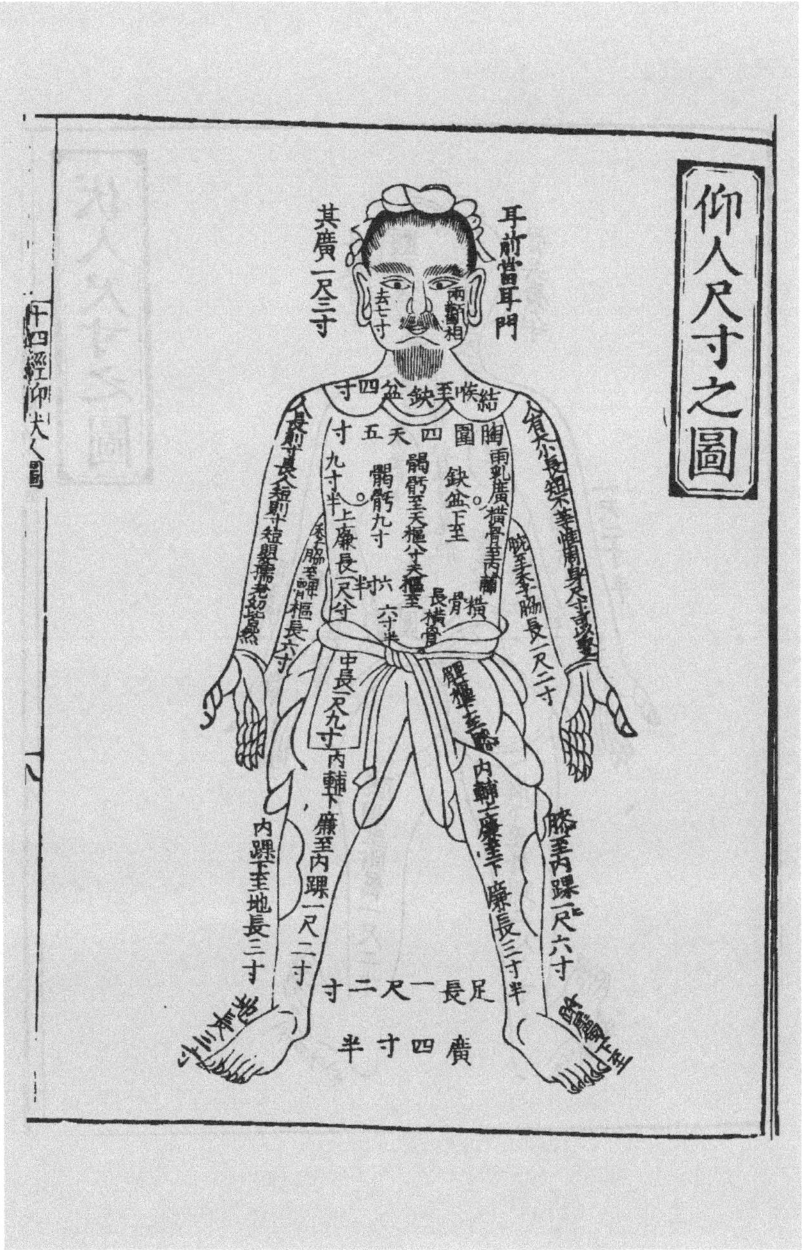
仰人尺寸之圖
耳前當耳門
其廣一尺三寸
結喉至缺盆
四寸
胸圍四尺五寸
兩乳廣橫
缺盆下至
髃骬九寸
膝至內踝一尺六寸
內踝下至地長三寸
內輔下廉至內踝一尺二寸
足長一尺二寸
廣四寸半

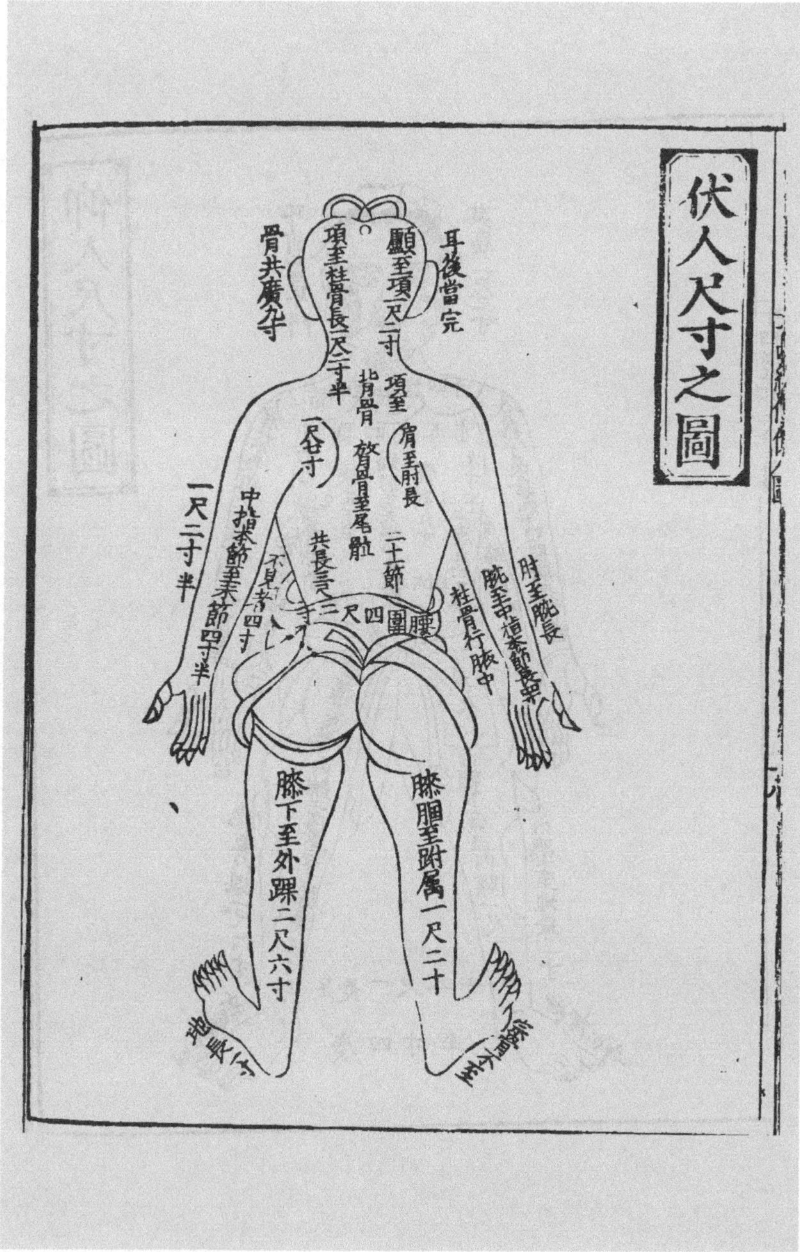
伏人尺寸之圖
耳後當完
顱至項一尺二寸
項至背骨
肩至肘長
二十一節
共長三尺
腰圍四尺
一尺二寸半
肘至腕長
膝下至外踝二尺六寸

十四經發揮卷上

許昌滑壽伯仁著
呉郡會仁薛鎧良武校刊

手足陰陽流注篇

凡人兩手足各有三陰脉三陽脉以合為十二經也三陰謂太陰少陰厥陰三陽謂陽明太陽少陽也人兩手足各有三陰脉三陽脉相合為十二經也手三陰謂太陰肺經少陰心經厥陰心包經手三陽謂陽明太腸經太陽少腸經少陽三焦經足三陰謂太陰脾經少陰腎經厥陰肝經足三陽謂陽明胃經太陽膀胱經少陽膽經謂之經者以血氣流行經常不息者而言謂之脉者以血理分衺行體者而言也手之三陰從藏走至手手之三陽從手走至頭足之三陽從頭下走至足足之三陰從足上走入腹

手三陰從藏走至手謂手太陰起中焦至出太指之端手少陰起心中至出小指之端手厥陰起胷中至出中指之端手三陽從手走至頭謂手陽明起太指次指之端至上挾鼻孔手太陽起小指之端至目内眥手少陽起小指次指之端至目鋭眥足三陽從頭走至足謂足陽明起於鼻至入中指内間足太陽起目内眥至小指外側端足少陽起目鋭眥至入小指次指間足三陰從足走入腹謂足太陰起大指之端至屬脾絡胃足少陰起足心至屬腎絡膀胱足厥陰起太指聚毛至屬肝絡膽足三陰雖曰從足入腹然太陰乃復上膈挾咽散舌下少陰乃復從腎上挾舌本厥陰乃腹上出額與督脉會于巔兼手太陰從肺系横出腋下手少陰從心系上肺

出腋下手厥陰循胷出脇上抵腋下此又秦越人所謂諸陰脉皆至頸胷而還者也而厥陰則又上出於巔蓋厥陰陰之盡也所以然者示陰無可盡之理亦猶易之碩果不食示陽無可盡之義也然易之陰陽以氣言人身之陰陽以藏象言氣則無形而藏象有質氣陽而質陰也然則無形者貴乎陽有質者貴乎陰歟

絡脉傳注周流不息

絡脉者本經之旁支而別出以聯絡於十二經者也本經之脉由絡脉而交他經他經之交亦由是焉傳注周流無有停息也夫十二經之有絡脉猶江漢之有沱潛也絡脉之傳注於他經猶沱潛之旁導於他水也是以手太陰之支者從腕

後出次指端而交於手陽明手陽明之支者從缺盆上挾口鼻而交於足陽明足陽明之支者別跗上出太指端而交於足太陰足太陰之支者從胃別上膈注心中而交於手少陰手少陰則直自本經少衝穴而交於手太陽不假支授蓋君者出令者也手太陽之支者別頰上至目内眥而交於足太陽足太陽之支者從膊内左右別下合膕中下至小指外側端而交於足少陰足少陰之支者從肺出注胷中而交於手厥陰手厥陰之支者從掌中循小指次指出其端而交於手少陽手少陽之支者從耳後出至目鋭眥而交於足少陽足少陽之支者從跗上入大指爪甲出三毛而交於足厥陰足厥陰之支者從肝別貫膈上注肺而交於手太陰也

故經脉者行血氣通陰陽以榮於身者也

通結上文以起下文之義經脉之流行不息者所以運行血氣流通陰陽以榮養於人身者也不言絡脉者舉經以該之

其始從中焦注手太陰陽明陽明注足陽明太陰太陰注手少陰太陽太陽注足太陽少陰少陰注手心主少陽少陽注足少陽厥陰厥陰復還注手太陰

始於中焦注手太陰終於注足厥陰是經脉之行一周身也

其氣常以平旦爲紀以漏水下百刻晝夜流行與天同度終而復始也

氣營氣紀統紀也承上文言經脉之行其始則起自中焦其氣則常以平旦爲紀也營氣常以平旦之寅時爲紀由中焦

而始注手太陰以次流行也不言血者氣行則血行可知漏
水下百刻晝夜流行與天同度者言一晝夜漏下百刻之内
人身之經脉流行無有窮止與天同一運行也蓋天以三百
六十五度四分度之一爲一周天而終一晝夜人之榮衛則以五
十度周於身氣行一萬三千五百息脉行八百一十丈而終一晝夜
適當明日之寅時而復會于手太陰是與天同度終而復始也
或云晝夜漏刻有長短其營氣盈縮當何如然漏刻雖有短
長之殊而五十度周身者均在其中不因漏刻而有盈縮也

右本篇正文與金蘭循經同

十四經發揮卷上終

十四經發揮卷中

十四經脉氣所發篇

手太陰肺經之圖

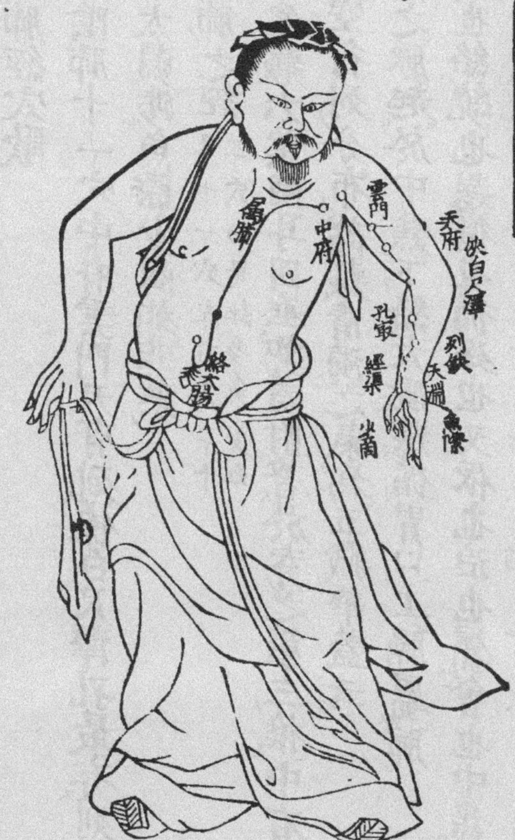

手太陰肺經穴歌

手太陰肺十一穴中府雲門天府列俠白尺澤孔最存列鈌經渠太淵涉魚際少商如韭葉

手太陰肺之經 凡十一穴左右共二十二穴○是經多氣少血

肺之爲藏六葉兩耳四垂如蓋附著於脊之第三椎中有二十四空行列分布諸藏清濁之氣爲五藏華蓋云

手太陰之脉起於中焦下絡大腸還循胃口上膈屬肺

起發也絡繞也還復也循巡也又依也治也屬會也中焦者在胃中脘當臍上四寸之分大腸註見本經胃口胃上下口也胃上口在臍上五寸上脘穴下口在臍上一寸下脘穴之分也膈者隔也凡人心下有膈膜與脊脇周回相着所以遮隔

濁氣不使上薰於心肺也手太陰起於中焦受足厥陰之交也由是循任脉之外足少陰經脉之裏以次下行當臍上一寸水分穴之分繞絡太腸手太陰陽明相爲表裏也乃復行本經之外上循胃口邐迤上膈而屬會於肺榮氣有所歸於本臟也

從肺系横出腋下下循臑内行少陰心主之前下肘中

肺系謂喉嚨也喉以候氣下接於肺肩下脇上際曰腋膊下對腋處爲臑肩肘之間也臑盡處爲肘肘臂節也自肺臟循肺系出而横行循胷部第四行之中府雲門以出腋下下循臑内歴天府俠白行手少陰手心主之前下入肘中抵尺澤穴也蓋手少陰循臑臂出手小指之端手心主循臑臂出中指之端手太陰則行乎二經之前也○中府穴在雲門下一

寸乳上三肋間動脉應手陷中雲門在巨骨下俠氣户傍二寸陷中動脉應手舉臂取之天府在腋下三寸臑内廉動脉中俠白在天府下去肘五寸動脉中尺澤在肘中約文上動脉中循臂内上骨下廉入寸口上魚句 循魚際出大指之端、肘以下爲臂廉隅也邊也手掌後高骨傍動脉爲關關前動脉爲寸口曰魚曰魚際云者謂掌骨之前大指本節之後其肥肉隆起處統謂之魚魚際則其間之穴名也既下肘中乃循臂内上骨之下廉歷孔最列缺入寸口之經渠太淵以上魚循魚際出大指之端至少商穴而終也端杪也○孔最穴去腕上七寸列缺去腕側上一寸五分以手交叉頭指（當作食指）末筋骨罅中絡穴也經渠在寸口陷中太淵在掌後陷中魚際在大指本節後内

側散脉中少商在大指端内側去爪甲如韭葉白肉内宛宛中

其支者從腕後直出次指内廉出其端

臂骨盡處爲腕脉之大隧爲經交經者爲絡本經終於出大指之端矣此則從腕後列缺穴達次指内廉出其端而交於手陽明也

是動則病肺脹滿膨膨而喘欬缺盆中痛甚則交兩手而瞀此爲臂厥是主肺所生病者咳嗽上氣喘喝煩心胷滿臑臂内前廉痛掌中熱氣盛有餘則肩背痛風寒（寒字疑衍）汗出中風小便數而欠虚則肩背痛寒少氣不足以息溺色變卒遺失無度盛者寸口大三倍於人迎虚者寸口反小於人迎也

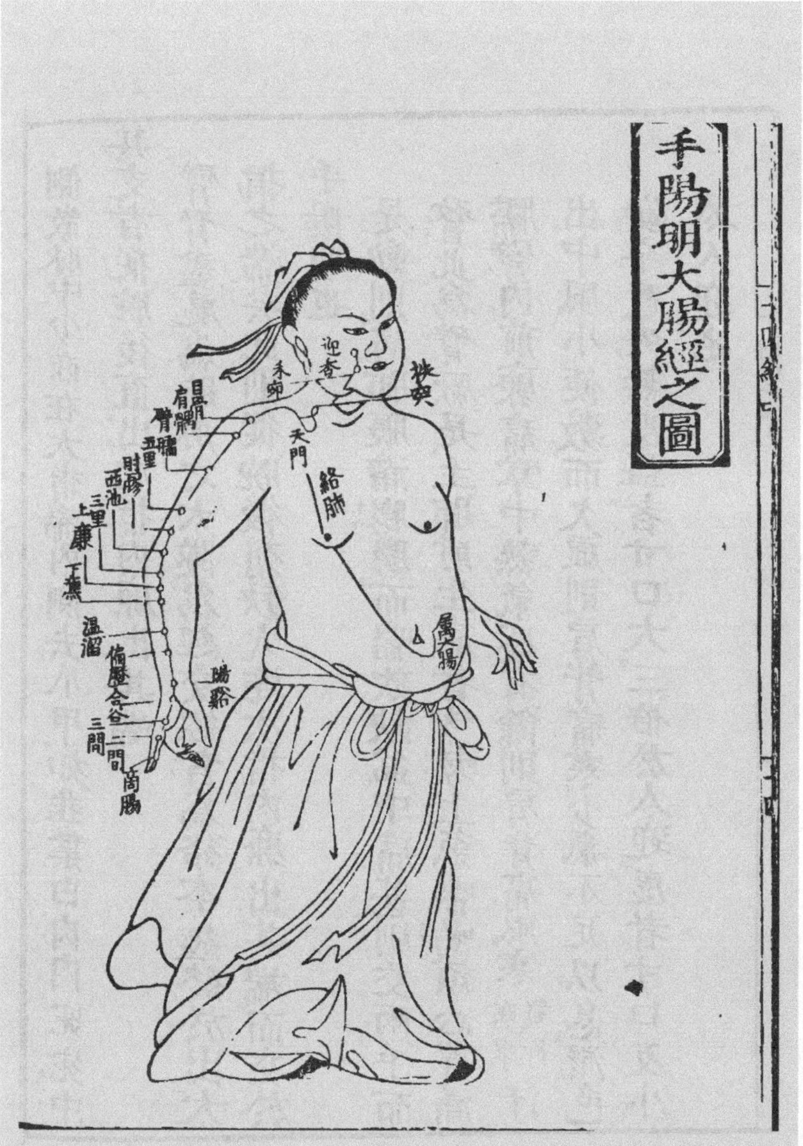
手陽明大腸經之圖
迎香
禾窌
扶突
巨骨
肩髃
臂臑
五里
肘髎
曲池
三里
上廉
下廉
温溜
偏歷
合谷
陽谿
三間
二間
商陽
天門
絡肺
屬腸

手陽明大腸經穴歌

手陽明穴起商陽二間三間合谷藏陽谿偏歷歷溫溜下廉上廉三里長曲池肘髎迎五里臂臑肩髃巨骨當天鼎扶突禾髎接終以迎香二十穴

手陽明大腸之經凡二十穴左右共四十穴○是經氣血俱多

大腸長二丈一尺廣四寸當臍右迴十六曲

手陽明之脉起於大指次指之端循指上廉出合谷兩骨之間上入兩筋之中

大指次指大指之次指謂食指也手陽明大腸經也凡經脉之道陰脉行手足之裏陽脉行手足之表此經起於大指次指之端商陽穴受手太陰之交行於陽之分也由是循指上廉歷

二間三間以出合谷兩骨之間復上入陽谿兩筋之中○商陽
在手大指次指内側去爪甲角如韭葉二間在手大指次指本
節前内側陷中三間在手大指次指本節後内側陷中合谷
在手大指次指歧骨間陷中陽谿在腕中上側兩筋間陷中
循臂上廉入肘外廉循臑外前廉上肩
自陽谿而上循臂上廉之偏歷温溜下廉上廉三里入肘外
廉之曲池循臑外前廉歷肘髎五里臂臑絡臑會上肩至肩
髃穴也○偏歷在腕中後三寸温溜在腕後小士六寸大士
五寸下廉在輔骨下去上廉一寸上廉在三里下一寸三里
在曲池下二寸按之肉起曲池在肘外輔骨屈肘曲骨之中
以手拱胷取之肘髎在肘大骨外廉陷中五里在肘上三寸

行向裏大脉中央臂臑在肘上七寸臑會見手少陽經手陽明之絡也肩髃在肩端兩骨間陷者宛宛中舉臂有空

出髃骨之前廉上出柱骨之會上

肩端兩骨間爲髃骨肩胛上際會處爲天柱骨出髃骨前廉循巨骨穴上出柱骨之會上會於大椎○巨骨穴在肩端上行兩叉骨間陷中大椎見督脉手足三陽督脉之會

下入缺盆絡肺下膈屬大腸

自大椎而下入缺盆循足陽明經脉外絡繞肺臟復下膈當天樞之分會屬於大腸○缺盆天樞見足陽明經

其支別者從缺盆上頸貫頰入下齒縫中

頭莖爲頸耳以下曲處爲頰口前小者爲齒其支別者自缺

盆上行於頸循天鼎扶突上貫於頰入下齒縫中〇天鼎在頸缺盆直扶突後一寸扶突在氣舍後一寸五分仰而取之又云在人迎後一寸五分

還出挾口交人中左之右右之左上挾鼻孔

口唇上鼻柱下爲人中既入齒縫復出夾兩口吻相交於人中之分左脉之右右脉之左上挾鼻孔循禾髎迎香而終以交於足陽明也〇人中穴見督脉爲手陽明督脉之會禾髎在鼻孔下挾水溝旁五分迎香在禾髎上一寸鼻孔旁五分

是動則病齒痛頸腫是主津液所生病者目黄口乾鼽衄喉痺肩前臑痛太指次指痛不用氣有餘則當脉所過者熱腫虚則寒慄不復盛者人迎大三倍於寸口虚者人迎反小於寸口也

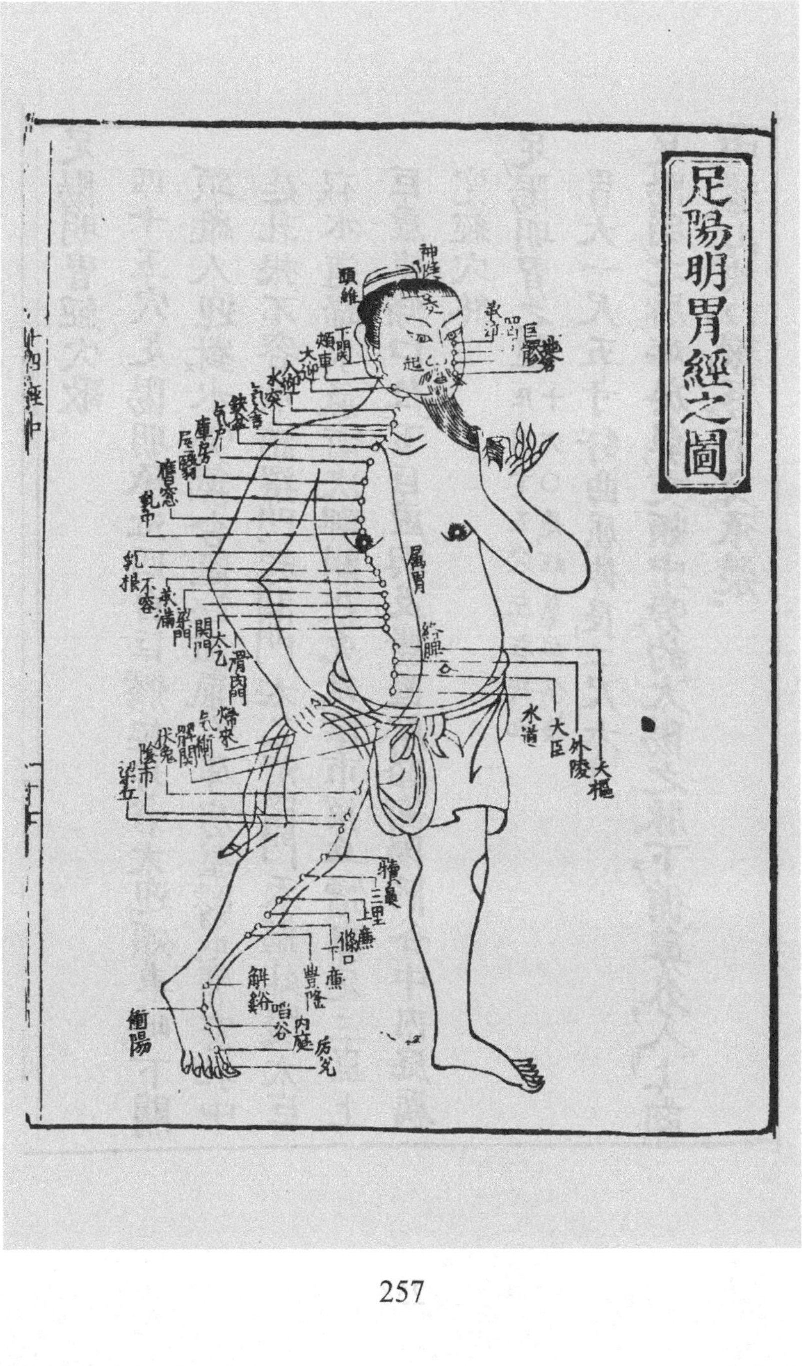
足陽明胃經之圖
神庭
頭維
下關
頰車
大迎
人迎
水突
氣舍
缺盆
氣戶
庫房
屋翳
膺窗
乳中
乳根
不容
承滿
梁門
關門
太乙
滑肉門
歸來
氣衝
髀關
伏兎
陰市
梁丘
承泣
四白
巨髎
地倉
屬胃
絡脾
水道
大巨
外陵
天樞
犢鼻
三里
上廉
條口
下廉
豐隆
解谿
衝陽
陷谷
内庭
厲兌

足陽明胃經穴歌

四十五穴足陽明承泣四白巨髎經地倉大迎頰車峙下關頭維人迎對水突氣舍連缺盆氣户庫房屋翳屯膺窗乳中延乳根不容承滿梁門起關門太乙滑肉門天樞外陵大巨存水道歸來氣衝次髀關伏兔走陰市梁丘犢鼻足三里上巨虛連條口位下巨虛與及豐隆解谿衝陽陷谷中內庭厲兊經穴終

足陽明胃之經 凡四十五穴左右共九十穴〇是經氣血俱多

胃大一尺五寸紆曲屈伸長二尺六寸

足陽明之脉起於鼻交頞中旁約太陽之脉下循鼻外入上齒中還出挾口環脣下交承漿

頞鼻莖也鼻山根爲頞足陽明起於鼻兩旁迎香穴由是而上左右相交於頞中過睛明之分下循鼻外歷承泣四白巨髎入上齒中復出循地倉挾兩口吻環繞唇下左右相交於承漿之分也○迎香手陽明經穴睛明足太陽經穴手足太陽少陽足陽明五脉之會承泣在目下七分直瞳子四白在目下一寸直瞳子巨髎在鼻孔旁八分直瞳子地倉挾口吻旁四分承漿見任脉足陽明任脉之會

却循頤後下廉出大迎循頰車上耳前過客主人循髮際至額顱

腮下爲頷頷中爲頤顖前爲髮際髮際前爲額顱自承漿郤循頤後下廉出大迎循頰車上耳前歷下關過客主人循髮

際行懸釐頷厭之分經頭維會於額顱之神庭○大迎在曲頷前一寸三分骨陷中動脉頰車在耳下曲頰端陷中下關在客主人下耳前動脉下廉合口有空開口則閉客主人懸釐頷厭二穴並足少陽經皆手足少陽陽明之交會頭維在額角髮際本神旁一寸五分神庭旁四寸五分神庭穴見督脉足太陽陽明督脉之會

其支别者從大迎前下人迎循喉嚨入缺盆下膈屬胃絡脾胷两旁高處爲膺膺上横骨爲巨骨巨骨上陷中爲缺盆其支别者從大迎前下人迎循喉嚨歷水突氣舍入缺盆行足少陰俞府之外下膈當上脘中脘之分屬胃絡脾○人迎在頸大脉動應手挾結喉旁一寸五分水突在頸大筋前直人

迎下氣舍上氣舍在頸直人迎下挾天突陷中缺盆在肩下
橫骨陷中俞府見足少陰經上脘見任脉足陽明手太陽任
脉之會中脘見任脉手太陽少陽足陽明所生任脉之會
其直行者從缺盆下乳内廉下挾臍入氣衝中
直行者從缺盆而下下乳内廉循氣户庫房屋翳膺窗乳中
乳根不容承滿梁門關門太乙滑肉門下挾臍歴天樞外陵
大巨水道歸來諸穴而入氣衝中也○氣户在巨骨下俞府
旁二寸陷中庫房在氣户下一寸六分陷中仰而取之屋翳
在庫房下一寸六分陷中仰而取之膺窗在屋翳下一寸六
分陷中乳中穴當乳是乳根穴在乳下一寸六分陷中仰而
取之不容在幽門旁相去各一寸五寸承滿在不容下一寸

梁門在承滿下一寸關門在梁門下一寸太乙在關門下一
寸滑肉門在太乙下一寸下挾臍天樞在挾臍二寸外陵在
天樞下一寸大巨在外陵下一寸水道在大巨下三寸歸來
在水道下二寸氣衝一名氣街在歸來下鼠鼷上一寸動脉
應手宛宛中自氣户至乳根去中行各四寸自不容至滑肉門去中行各
三寸自天樞至歸來去中行各二寸
其支者起胃下口循腹裏下至氣衝中而合
胃下口下脘之分難經云太倉下口爲幽門者是也自屬胃
處起胃下口循腹裏過足少陰肓俞之外本經之裏下至氣
衝中與前之入氣衝者合
以下髀關抵伏兔下入膝臏中下循骭外廉下足跗入中

指外間

抵至也股外為髀髀前膝上起肉處為伏兎伏兎後交文為髀關挾膝解中為臏脛骨為骭跗足面也既相合氣衝中乃下髀關抵伏兎歷陰市梁丘下入膝臏中經犢鼻下循骭外廉之三里巨虛上廉條口巨虛下廉豐隆解谿下足跗之衝陽陷谷入中指外間之內庭至厲兊而終也○髀關在膝上伏兎後交文中一作交分伏兎在膝上六寸起肉正跪坐而取之一云膝蓋上七寸陰市在膝上三寸伏兎下陷中拜而取之梁丘在膝上二寸兩筋間犢鼻在膝臏下骭骨上骨解大筋中三里在膝眼下三寸骭骨外大筋內宛宛中舉足取之極重按之則跗上動脈止矣巨虛上廉在三里下三寸舉足取

之條口在下廉上一寸舉足取之巨虛下廉在上廉下三寸舉足取之豐隆在外踝上八寸下骭外廉䧟中別走太陰解谿在衝陽後一寸五分腕上䧟中衝陽在足跗上五寸骨間動脉去䧟谷三寸䧟谷在足大指次指間本節後䧟中内庭在足大指次指外間䧟中厲兊在足大指次指去爪甲如韭葉

其支者下膝三寸而別以下入中指外間

此支自膝下三寸循三里穴之外別行而下入中指外間與前之内庭厲兊合也

其支者別跗上入大指間出其端

此支自跗上衝陽穴別行入大指間斜出足厥陰行間穴之

外循大指下出其端以交於足太陰

是動則病灑灑然振寒善伸數欠顏黑病至則惡人與火聞木音則惕然而驚心欲動獨閉戶牖而處甚則欲上高而歌棄衣而走賁響腹脹是爲骭厥是主血所生病者狂瘧溫淫汗出鼽衄口喎唇胗頸腫喉痺大腹水腫膝臏腫痛循膺乳氣街股伏兎骭外廉足跗上皆痛中指不用氣盛則身以前皆熱其有餘於胃則消穀善飢溺色黃氣不足則身以前皆寒慄胃中寒則脹滿盛者人迎大三倍於寸口虛者人迎反小於寸口也

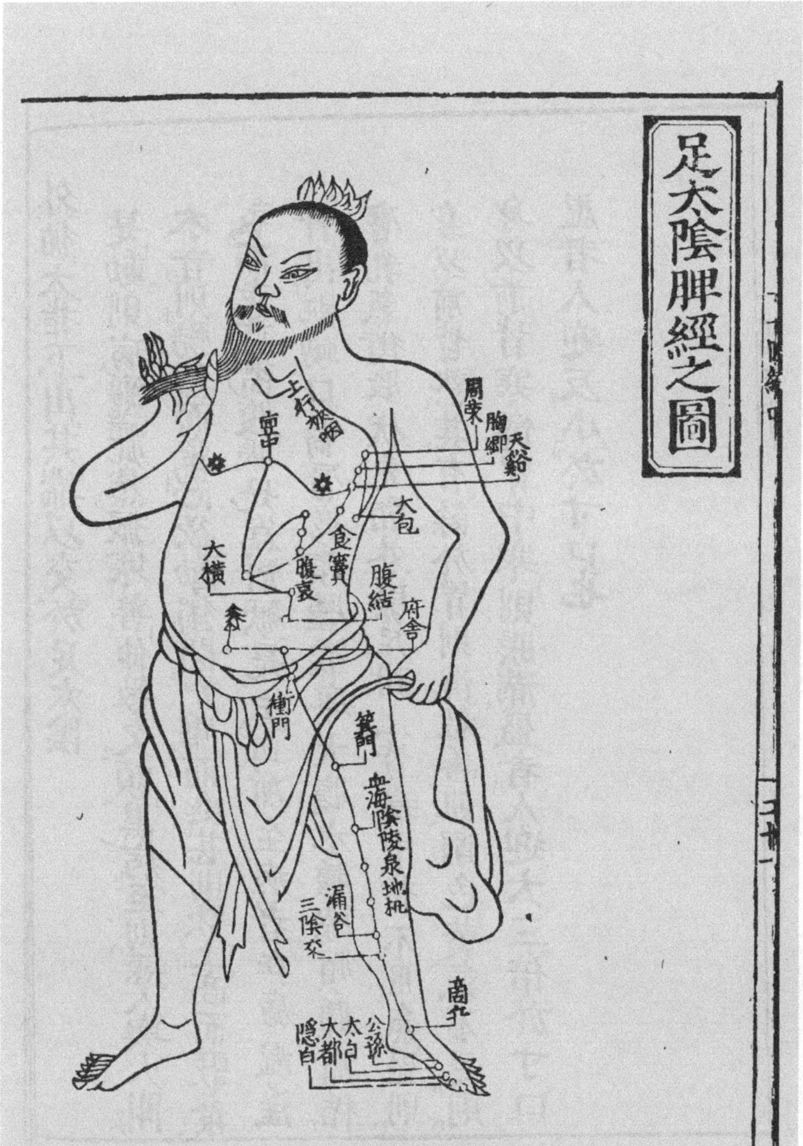
足太陰脾經之圖
周榮
胸鄉
天谿
上行扶咽
大包
食竇
大横
腹哀
腹結
府舍
衝門
箕門
血海
陰陵泉
地機
漏谷
三陰交
商丘
公孫
太白
大都
隱白

足太陰脾經穴歌

二十一穴太陰脾隱白大都太白隨公孫商丘三陰交漏谷
地機陰陵坳血海箕門衝門開府舍腹結大横排腹哀食竇
連天谿胷鄉周榮大包隨

足太陰脾之經凡二十一穴左右共四十二穴○是經多氣少血

脾廣三寸長五寸掩乎太倉附著於脊之第十一椎

足太陰之脉起於大指之端循指內側白肉際過覈骨後上內
踝前廉

覈骨一作核骨俗云孤拐骨是也足跟後兩旁起骨爲踝骨

足太陰起大指之端隱白穴受足陽明之交也由是循大指
內側白肉際大都穴過核骨後歷太白公孫商丘上內踝前

廉之三陰交也○隱白在足大指内側端去爪甲角如韭葉
大都在足大指本節後陷中太白在足内側核骨下陷中公
孫在足太指本節後一寸別走陽明商丘在足内踝下微前
陷中三陰交在内踝上三寸骨下陷中
上腨内循䯒骨後交出厥陰之前
腨腓腸也由三陰交上腨内循䯒骨後之漏谷上行二寸交出
足厥陰經之前至地機陰陵泉○漏谷在内踝上六寸骨下陷中
地機在膝下五寸陰陵泉在膝下内側輔骨下陷中伸足取之
上循膝股内前廉入腹屬脾絡胃
髀内爲股臍上下爲腹自陰陵泉上循膝股内前廉之血海箕
門迤邐入腹經衝門府舍會中極關元復循腹結大横會下脘

歷腹哀過日月期門之分循本經之裏下至中脘下脘之際以屬脾絡胃也○血海在膝臏上内廉白肉際二寸中箕門在魚腹上越筋間陰股内動脉中衝門上去大横五寸在府舍下横骨端約中動脉府舍在腹結下三寸中極關元並見任脉皆足三陰任脉之會腹結在大横下一寸三分大横在腹哀下三寸五分直臍旁下脘見任脉足太陰任脉之會腹哀在日月下一寸五分日月見足少陽經足太陰少陽陽維之會期門見足厥陰經足太陰厥陰陰維之會也衝門府舍腹結大横腹哀去腹中行各四寸半

上膈挾咽連舌本散舌下

咽所以嚥物者居喉之前至胃長一尺六寸爲胃系也舌本舌根也由腹哀上膈循食竇天谿胷鄉周榮由周榮外曲折向下至大

包又自大包外曲折向上會中府上行行人迎之裏挾咽連舌本散舌下而終焉◯食竇在天谿下一寸六分舉臂取之天谿在胷鄉下一寸六分仰而取之胷鄉在周榮穴下一寸六分陷中仰而取之周榮在中府下一寸六分陷中仰而取之大包在淵腋下三寸淵腋見足少陽中府見手太陰經足太陰之會也人迎見足陽明經

其支別者復從胃別上膈注心中

此支由腹裏別行再從胃部中脘穴之外上膈注於膻中之裏心之分以交於手少陰◯中脘膻中並任脉穴

是動則病舌本強食則嘔胃脘痛腹脹善噫得後與氣則快然如衰身體皆重是主脾所生病者舌本痛體不能動搖食不下煩心心下急痛寒瘧溏瘕洩水下黃疸不能臥

手少陰心經之圖

強立股膝内瘇厥足大指不用盛者寸口大三倍於人迎

虛者寸口反小於人迎也

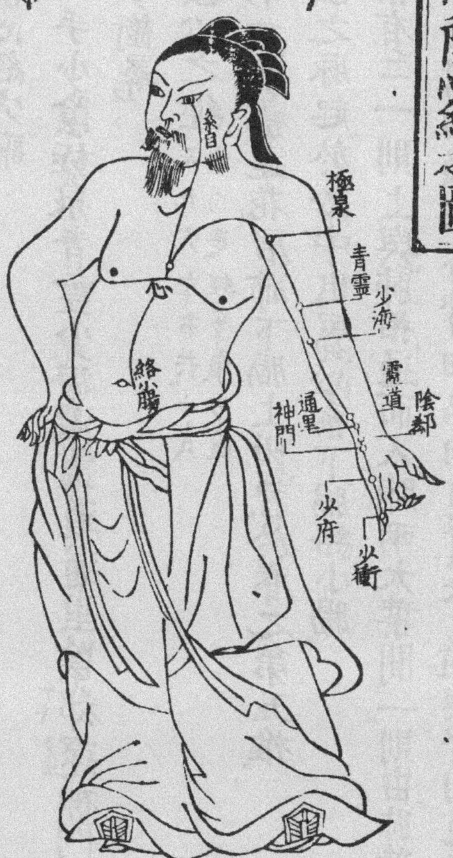

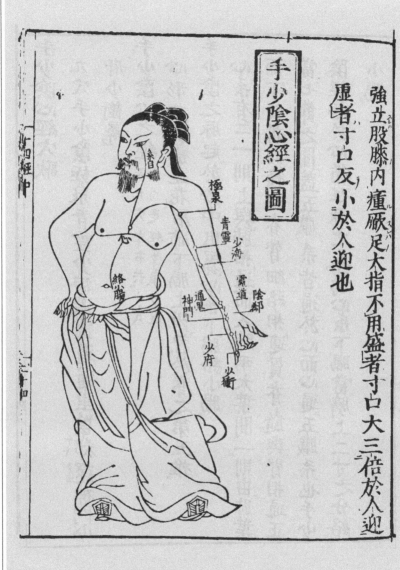

手少陰心經穴歌

九穴手少陰極泉青靈少海深靈道通里陰郄遂神門少府少衝尋

手少陰心之經 凡九穴左右共十八穴○是經多氣少血

心形如未敷蓮花居肺下膈上附著於脊之第五椎

手少陰之脉起於心中出屬心系下膈絡小腸

心系有二一則上與肺相通而入肺兩大葉間一則由肺葉而下曲折向後並脊膂細絡相連貫脊髓與腎相通正當七節之間蓋五臟系皆通於心而心通五臟系也手少陰經起於心循任脉之外屬心系下膈當臍上二寸之分絡小腸

其支者從心系上挾咽系目

支者從心系出任脉之外上行而挾咽系目也

其直者復從心系却上肺出腋下

直者復從心系直上至肺臓之分出循腋下抵極泉也穴在臂内腋下筋間動脉入胷

下循臑内後廉行太陰心主之後下肘内廉

自極泉下循臑内後廉行太陰心主兩經之後歴青靈穴下肘内廉抵少海◎青靈在肘上三寸舉臂取之少海在肘内大骨外去肘端五分

循臂内後廉抵掌後兌骨之端入掌内廉循小指之内出其端

腕下踝為兌骨自少海而下循臂内後廉歷霊道通里至掌後銳骨之端經陰郄神門入掌内廉至少府循小指端之少衝而終以交於手太陽也心為君主之官示尊於它藏故其交經授受不假於支別云〇霊道在掌後一寸五分通里在腕後一寸陷中陰郄在掌後脉中去腕五分神門在掌後銳骨之端陷者中少府在手小指本節後陷中直勞宮少衝在手小指内廉端去爪甲如韭葉

是動則病嗌乾心痛渴而欲飲是為臂厥是主心所生病者目黄脇痛臑臂内後廉痛厥掌中熱痛盛者寸口大再倍於人迎虚者寸口反小於人迎也

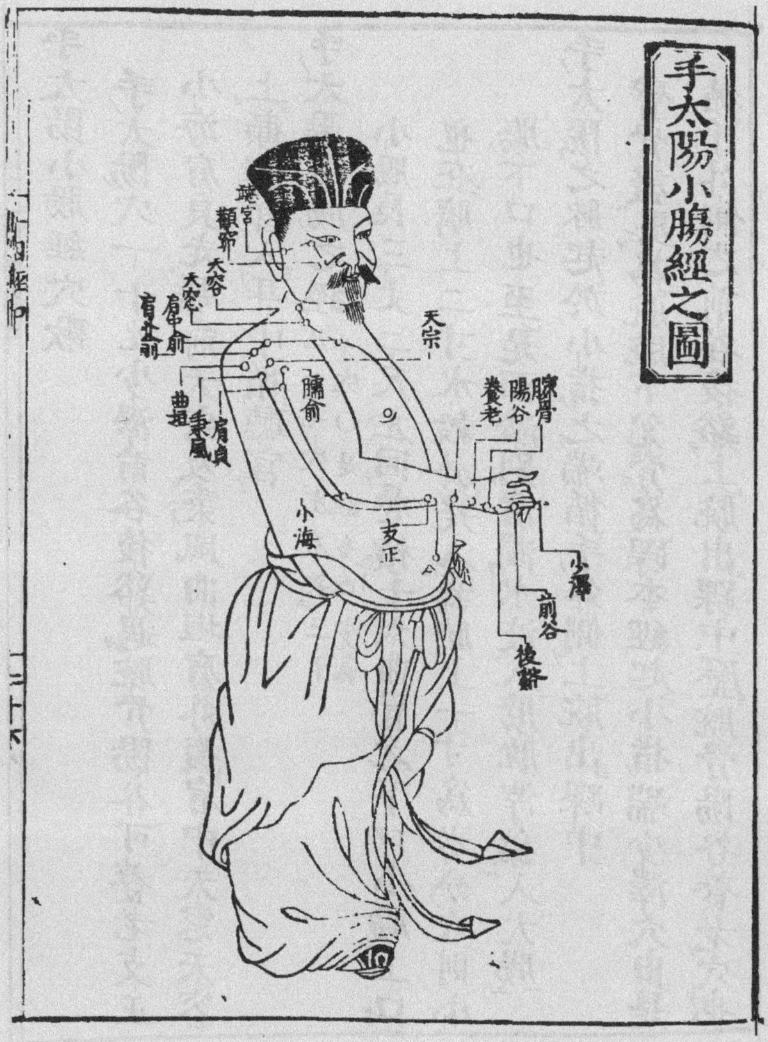
手太陽小腸經之圖
聽宮
顴髎
天容
天窗
肩中俞
肩外俞
天宗
曲垣
秉風
肩貞
臑俞
腕骨
陽谷
養老
小海
支正
少澤
前谷
後谿

手太陽小腸經穴歌

手太陽穴一十九少澤前谷後谿遇腕骨陽谷可養老支正小海肩貞走臑俞天宗及秉風曲垣肩外復肩中天窓天容上顴髎却入耳中循聽宮

手太陽小腸之經 凡十九穴左右共三十八穴〇是經多血少氣

小腸長三丈二尺左回疊積十六曲胃之下口小腸上口也在臍上二寸水穀於是入焉臍上一寸爲水分穴則小腸下口也至是而泌別清濁水液入膀胱滓穢入大腸

手太陽之脉起於小指之端循手外側上腕出踝中

臂骨盡處爲腕腕下兊骨爲踝本經起小指端少澤穴由是循手外側之前谷後谿上腕出踝中歷腕骨陽谷養老穴也

○少澤在手小指外側端去爪甲角一分陷中前谷在手小指外側本節前陷中後谿在手小指外側本節後陷中腕骨在手外側腕前起骨下陷中陽谷在手外側腕中兊骨下陷中養老在手踝骨上一空在腕後一寸陷中

直上循臂骨下廉出肘內側兩骨之間上循臑外後廉出肩解繞肩胛交肩上

脊兩旁為膂膂上兩角為肩解肩解下成片骨為肩胛一名膊自養老穴直上循臂骨下廉支正穴出肘內側兩骨之間歷小海穴上循臑外後廉行手陽明少陽之外上肩循肩貞臑俞天宗秉風曲垣肩外俞肩中俞諸穴乃上會大椎因左右相交於兩肩之上○支正在腕後五寸小海在肘內大骨外

去肘端五分陷中肩貞在肩曲胛下兩骨解間肩髃後陷中臑俞在挾肩髎手少陽穴後大骨下胛上廉陷中天宗在秉風後大骨下陷中秉風在天髎外肩上小髃後舉臂有空曲垣在肩中央曲胛陷中按之應手痛肩外俞在肩胛上廉去脊三寸陷中肩中俞在肩胛内廉去脊二寸陷中大椎見督脉手足三陽督脉之會

入缺盆絡心循咽下膈抵胃屬小腸

自交肩上入缺盆循肩向腋下行當膻中之分絡心循胃系下膈過上脘中脘抵胃下行任脉之外當臍上二寸之分屬小腸膻中上脘中脘並見任脉會穴也

其支者别後缺盆循頸上頰至目鋭眥却入耳中

目外角為鋭眥支者別從缺盆循頸之天窓天容上頰抵顴髎上至目鋭眥過瞳子髎却入耳中循聽宮而終也○天窓在頸大筋前曲頰下扶突後動脉應手陷中天容在耳曲頰後顴髎在面頄骨下廉兊骨端陷中瞳子髎足少陽經穴聽宮在耳中珠子大如赤小豆

其支者別頰上䪼抵鼻至目内眥

目下為䪼目太角為内眥其支者別循頰上䪼抵鼻至目内眥睛明穴以交於足太陽也睛明足太陽經穴

是動則病嗌痛頷腫不可回顧肩以拔臑似折是主液所生病者耳聾目黄頰腫頸頷肩臑肘臂外後廉痛盛者人迎大再倍於寸口虚者人迎反小於寸口也

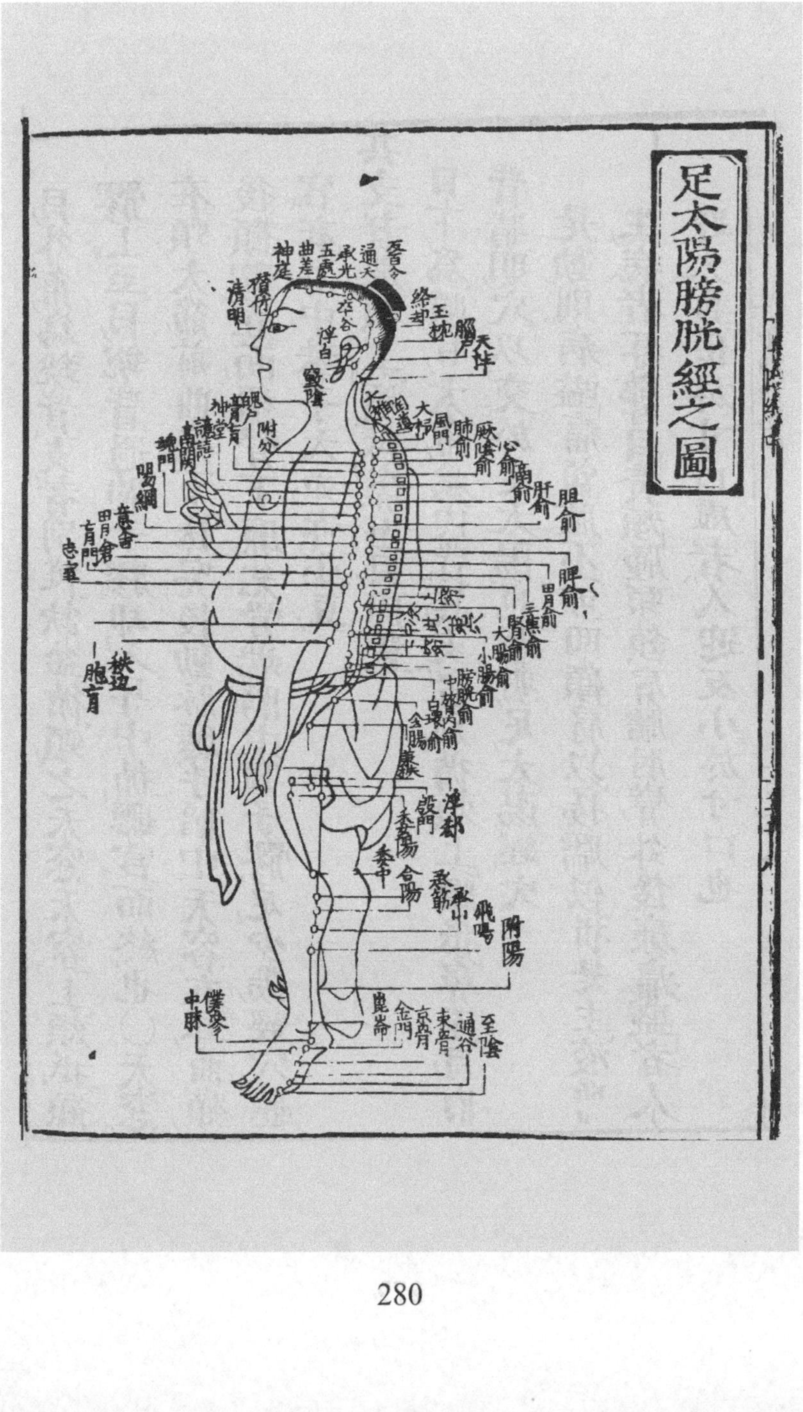
足太陽膀胱經之圖
至陰
通谷
束骨
京骨
金門
崑崙
僕參
申脈
附陽
飛陽
承山
承筋
合陽
委中
委陽
殷門
浮郄
扶承
胞肓
秩邊
志室
肓門
胃倉
意舍
陽綱
魂門
膈關
譩譆
神堂
膏肓
魄戶
附分
膽俞
肝俞
膈俞
心俞
厥陰俞
肺俞
風門
大杼
天柱
腦戶
玉枕
絡却
通天
承光
五處
曲差
神庭
清明
攢竹
浮白
脾俞
胃俞
三焦俞
腎俞
大腸俞
小腸俞
膀胱俞
中膂內俞
白環俞
會陽

足太陽膀胱經穴歌

足太陽六十三睛明攢竹曲差參五處承光上通天絡郄玉枕天柱嶄大杼風門引肺兪厥陰心兪鬲兪注肝兪膽兪脾兪仝胃兪三焦腎兪中大腸小腸膀胱兪中膂白環兩兪輸自從大杼至白環相去脊中三寸間上髎次中復下髎會陽承扶殷門亞浮郄委陽委中鏤膊內挾脊附分當太陽行背第三行魄戶膏肓與神堂譩譆鬲關魂門旁陽綱意舍仍胃倉肓門志室胞之肓二十椎下秩邊藏合膕以下合陽是承筋承山居其次飛陽付陽泊崑崙僕參申脉連金門京骨束骨交通谷小指外側至陰續

足太陽膀胱之經　凡六十三穴左右共一百二十六穴○是經多血少氣

膀胱重九兩二銖縱廣九寸居腎下之前大腸之側當臍上一寸水分穴之處小腸下口乃膀胱上際也水液由是滲入焉

足太陽之脉起於目內眥上額交巔上

目大角為內眥髮際前為額腦上為巔巔頂也足太陽起目內眥睛明穴上額循攢竹過神庭歷曲差五處承光通天自通天斜行左右相交於巔上之百會也○睛明在目內眥攢竹在眉頭陷中神庭見督脉足太陽督脉之會也曲差在神庭傍一寸五分入髮際五處挾上星傍一寸五分承光在五處後一寸五分通天在承光後一寸五分百會見督脉足太陽督脉之交會也

其支別者從巔至耳上角

支別者從巔之百會抵耳上過率谷浮白竅陰穴所以散養於
經脉也率谷浮白竅陰三穴見足少陽經足太陽少陽之會也

其直行者從巔入絡腦還出別下項

腦頭髓也頸上為腦腦後為項此直行者由通天穴後循絡
却玉枕入絡腦腦復出下項抵天柱也絡却在通天後一寸
五分玉枕在絡却後一寸五分挾腦戶傍一寸三分枕骨上
入髮際三寸腦戶督脉穴足太陽督脉之會天柱在頸大筋
外廉挾項髮際陷中

循肩髆內挾脊抵腰中入循膂絡腎屬膀胱

肩後之下為肩髆椎骨為脊尻上橫骨為腰挾脊為膂自天
柱而下過大椎陶道却循肩髆內挾脊兩旁下行歷大杼風

門肺腧厥陰腧心腧膈腧肝腧膽腧脾腧胃腧三焦腧腎腧
大腸腧小腸腧膀胱腧中膂內腧白環腧由是挾腰中入循
膂絡腎下屬膀胱也〇大椎見督脉手足三陽督脉之會陶
道見督脉足太陽督脉之會大杼在項後第一椎下風門在
第二椎下肺腧在第三椎下厥陰腧在第四椎下心腧在第
五椎下膈腧在第七椎下肝腧在第九椎下膽腧在第十椎
下正坐取之脾腧在第十一椎下胃腧在第十二椎下三焦
腧在第十三椎下腎腧在第十四椎下與臍平大腸腧在第
十六椎下小腸腧在第十八椎下膀胱腧在第十九椎下中
膂內腧在第二十椎下挾脊起肉白環腧在第二十一椎下
伏而取之自大杼至白環腧諸穴並背部第二行相去脊中

各一寸五分

其支別者從腰中下貫臀入膕中

臀尻也挾腰髖骨兩旁為機機後為臀腓腸上膝後曲處為膕

其支別者從腰中循腰髁下挾脊歷上髎次髎中髎下髎

按腰髁即腰監骨人脊椎骨有二十一節自十六椎節而下為腰監骨挾脊附著之處其十七至二十凡四椎為腰監骨所揜附而八窌穴則挾脊第一二空云云也會陽在尾髎骨兩旁則二十一推乃復見而終焉又按督脈當脊中起於長強在二十一推下等而上之至第十六椎下為陽關穴會陽其二十推至十七椎皆無穴乃知為腰監骨所揜明矣

下貫臀至承扶殷門浮郄委陽入膕中之委中穴也○上髎在第一空腰髁下一寸挾脊陷中次髎在第二空挾脊陷中中髎在第三空挾脊陷中下髎在第四空挾脊陷中會陽在尾髎骨兩旁承扶在尻臀下股陰上紋中殷門在肉郄下六

寸浮郄在委陽上一寸展膝得之委陽在承扶下六寸展身
取之足太陽之後出於膕中外廉兩筋間委中在膕中央約
文中動脉
其支別者從髆內左右別下貫胛挾脊內過髀樞
膂肉曰胂夾脊肉也其支者為挾脊兩旁第三行相去各三
寸之諸穴自天柱而下從髆內左右別行下貫胛膂歷附分
魄戶膏肓神堂譩譆膈關魂門陽綱意舍胃倉肓門志室胞
肓秩邊下歷尻臀過髀樞也股外為髀捷骨之下為髀樞○
附分在第二椎下附項內廉魄戶在第三椎下膏肓在第四
椎下近五椎上取穴時令人正坐曲脊伸兩手以臂著膝前
令正直手大指與膝頭齊以物支肢毋令臂動搖神堂在第

五椎下譩譆在肩髆內廉挾第六椎下膈關在第七椎下正坐闊肩取之魂門在第九椎下陽綱在第十椎下意舍在第十一椎下胃倉在第十二椎下肓門在第十三椎下叉肋間志室在第十四椎下並正坐取之胞肓在第十九椎下秩邊在第二十椎下並伏而取之

循髀外後廉下合膕中以下貫腨內出外踝之後循京骨至小指外側端

腨腓腸也循髀外後廉髀樞之裏承扶之外一寸五分之間而下與前之入膕中者相合下行循合陽穴下貫腨內歷承筋承山飛陽跗陽出外踝後之崑崙僕參申脉金門循京骨束骨通谷至小指外側端之至陰穴以交於足少陰也○合

陽在膝約文中央下三寸承筋在腨腸中央陷中承山在兌腨腸下分肉間飛陽在外踝上七寸附陽在外踝上三寸崑崙在外踝後跟骨上陷中僕參在跟骨下陷中拱足取之申脉在外踝下陷中容爪甲白肉際金門在足外踝下京骨在足外側大骨下赤白肉際陷中束骨在足小指外側本節後陷中通谷在足小指外側本節前陷中至陰在足小指外側去爪甲角如韭葉

是動則病衝頭痛目似脫項似拔脊痛腰似折髀不可以曲膕如結腨如裂是為踝厥是主筋所生病者痔瘧狂癲疾頭顖項痛目黃淚出鼽衄項背腰尻膕腨脚皆痛小指不用盛者人迎大再倍於寸口虛者人迎反小於寸口也

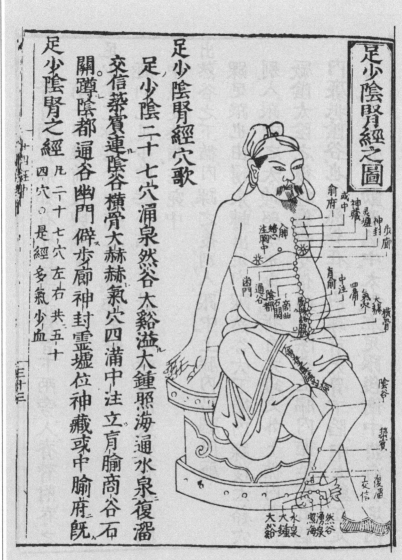

足少陰腎經之圖

足少陰腎經穴歌

足少陰二十七穴涌泉然谷太谿溢大鍾照海通水泉復溜交信築賓連陰谷横骨大赫赫氣穴四滿中注立肓腧商谷石關蹲陰都通谷幽門僻步廊神封霊墟位神藏或中腧府既。

足少陰腎之經　凡二十七穴左右共五十四穴○是經多氣少血

十四經卷中

三十三

腎有兩枚狀如石卵色黑紫當胃下兩旁入脊膂附脊之第十四椎前後與臍平直

足少陰之脉起於小指之下斜趣足心

趣向也足少陰起小指之下斜向足心之湧泉穴在足心陷中屈足捲指宛宛中

出然谷之下循内踝之後別入跟中上腨内出膕内廉

踝足跟也由湧泉轉出足内踝然谷穴下循内踝後太谿穴別入跟中之太鍾照海水泉乃折自太鍾之外上循内踝行厥陰太陰之後經復溜交信過三陰交上腨内循築賓出膕内廉抵陰谷也○然谷在足内踝前大骨下陷中太谿在足内踝後跟骨上動脉陷中太鍾在足跟後衝中照海在足内

踝下水泉在太谿下一寸內踝下復溜在足內踝上二寸動脉陷中交信在足內踝上二寸少陰前太陰後三陰交穴見足太陰足三陰之交會也築賓在足內踝上腨分中陰谷在膝內輔骨後大筋下小筋上按之應手屈膝乃得之

上股內後廉貫脊屬腎絡膀胱

由陰谷上股內後廉貫脊會於脊之長強穴還出於前循橫骨大赫氣穴四滿中注肓俞當肓俞之所臍之左右屬腎下臍下過關元中極而絡膀胱也○長強見督脉足少陰少陽所結會督脉別絡也橫骨在大赫下一寸肓俞下五寸千金云在陰上橫骨中宛曲如却月中央是大赫在氣穴下一寸氣穴在四滿下一寸四滿在中注下一寸氣海旁一寸中注在肓俞下一寸肓俞

在商曲下一寸去臍旁五分自橫骨至肓兪致之資生經去
中行各一寸半關元中極並任脉穴足三陰任脉之會
其直者從腎上貫肝膈入肺中循喉嚨挾舌本
其直行者從肓兪屬腎處上行循商曲石關陰都通谷諸穴
貫肝上循幽門上膈歷步廊入肺中循神封霊墟神藏或中
兪府而上循喉嚨並人迎挾舌本而終也○商曲在石關下
一寸石關在陰都下一寸陰都在通谷下一寸通谷在幽門
下一寸幽門挾巨闕旁各五分商曲至通谷去腹中行各五
分步廊在神封下一寸六分陷中神封在霊墟下一寸六分
陷中霊墟在神藏下一寸六分陷中神藏在或中下一寸六
分陷中或中在兪府下一寸六分陷中兪府在巨骨下璇璣

旁二寸陷中自步廊至彧中去胷中行各二寸並仰而取之
人迎穴見足陽明經
其支者從肺出絡心注胷中
兩乳間爲胷中支者自神藏別出遶心注胷之膻中以交於
手厥陰也
是動則病飢不欲食面黒如地色欬唾則有血喝喝而喘
坐而欲起目䀮䀮如無所見心如懸若飢狀氣不足則善
恐心惕惕如人將捕之是謂骨厥是主腎所生病者口熱
舌乾咽腫上氣嗌乾及痛煩心心痛黄疸腸澼脊臂股內
後㾷痛痿厥嗜臥足下熱而痛盛者寸口大再倍於人迎
虚者寸口反小於人迎也

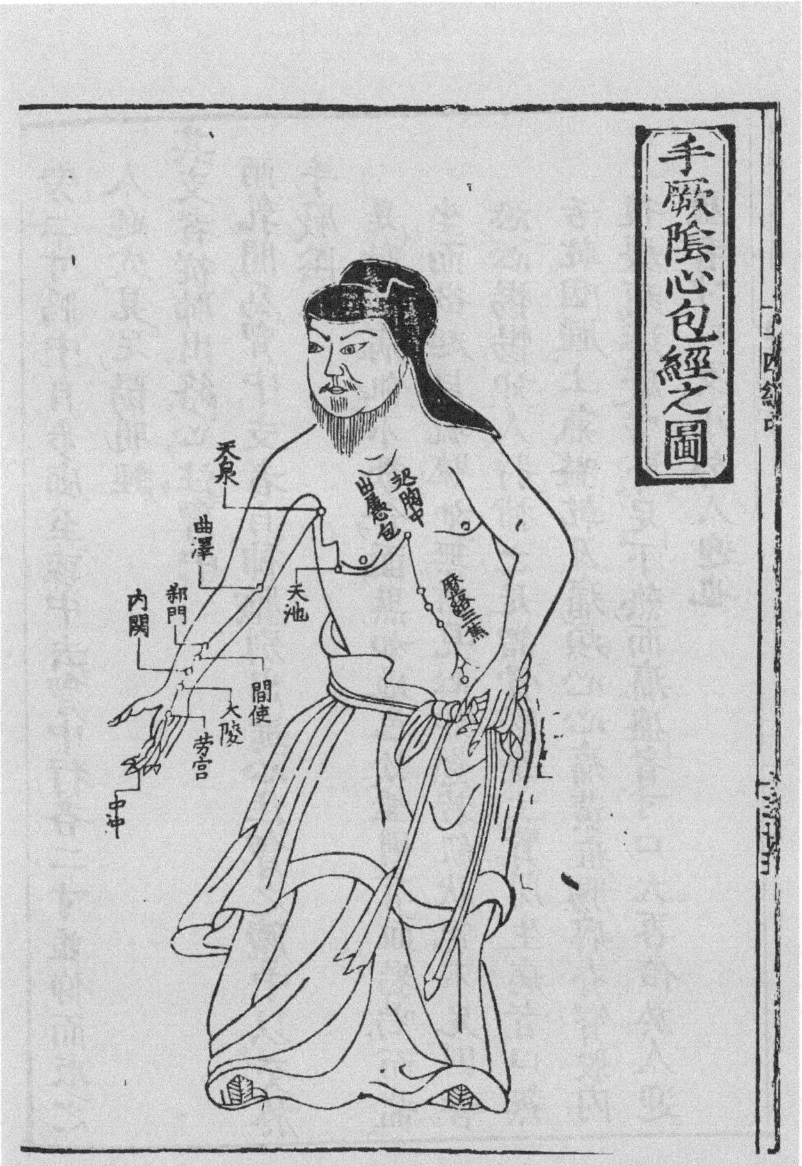
手厥陰心包經之圖
起胸中
出屬心包
天泉
曲澤
天池
郄門
內關
間使
大陵
勞宮
中冲
歷絡三焦

手厥陰心包經穴歌

九穴心包手厥陰天池天泉曲澤深郄門間使内關對大陵勞宮中衝備

手厥陰心包之經

凡九穴左右共十八穴○是經多血少氣

心包一名手心主以藏象校之在心下横膜之上豎膜之下與横膜相粘而黄脂漫裹者心也其漫脂之外有細筋膜如絲與心肺相連者心包也或問手厥陰經曰心主又曰心包絡何也曰君火以名相火以位手厥陰代君火行事以用而言故曰手心主以經而言則曰心包絡一經而二名實相火也

手厥陰之脉起於胷中出屬心包下膈歷絡三焦

手厥陰受足少陰之交起於胷中出屬心包由是下膈歷絡於三焦之上脘中脘及臍下一寸下焦之分也

其支者循胷出脇下腋三寸上抵腋下下循臑內行太陰少陰之間入肘中

脇上際爲腋自屬心包上循胷出脇下腋三寸天池穴上行抵腋下下循臑內之天泉穴以介乎太陰少陰兩經之中間入肘中之曲澤也○天池在腋下三寸乳後一寸著脇直腋撅肋間天泉在曲腋下去臂二寸舉臂取之曲澤在肘內廉下陷中屈肘得之

下臂行兩筋之間入掌中循中指出其端

由肘中下臂行臂兩筋之間循郄門間使內關大陵入掌中

勞宮穴循中指出其端之中衝云〇郄門在掌後去腕五寸間使在掌後三寸兩筋間陷中內關在掌後去腕二寸太陵在掌後兩筋間陷中勞宮在掌中央屈無名指取之資生經云屈中指以今觀之莫若屈中指無名指兩者之間取之爲允中衝在手中指端去爪甲如韭葉陷中

其支別者從掌中循小指次指出其端

小指次指無名指也自小指逆數之則爲次指云支別者自掌中勞宮穴別行循小指次指出其端而交於手少陽也

是動則病手心熱臂肘攣急腋腫甚則胷脇支滿心中澹澹大動面赤目黃喜笑不休是主脈所生病者煩心心痛掌中熱盛者寸口大一倍於人迎虛者寸口反小於人迎也

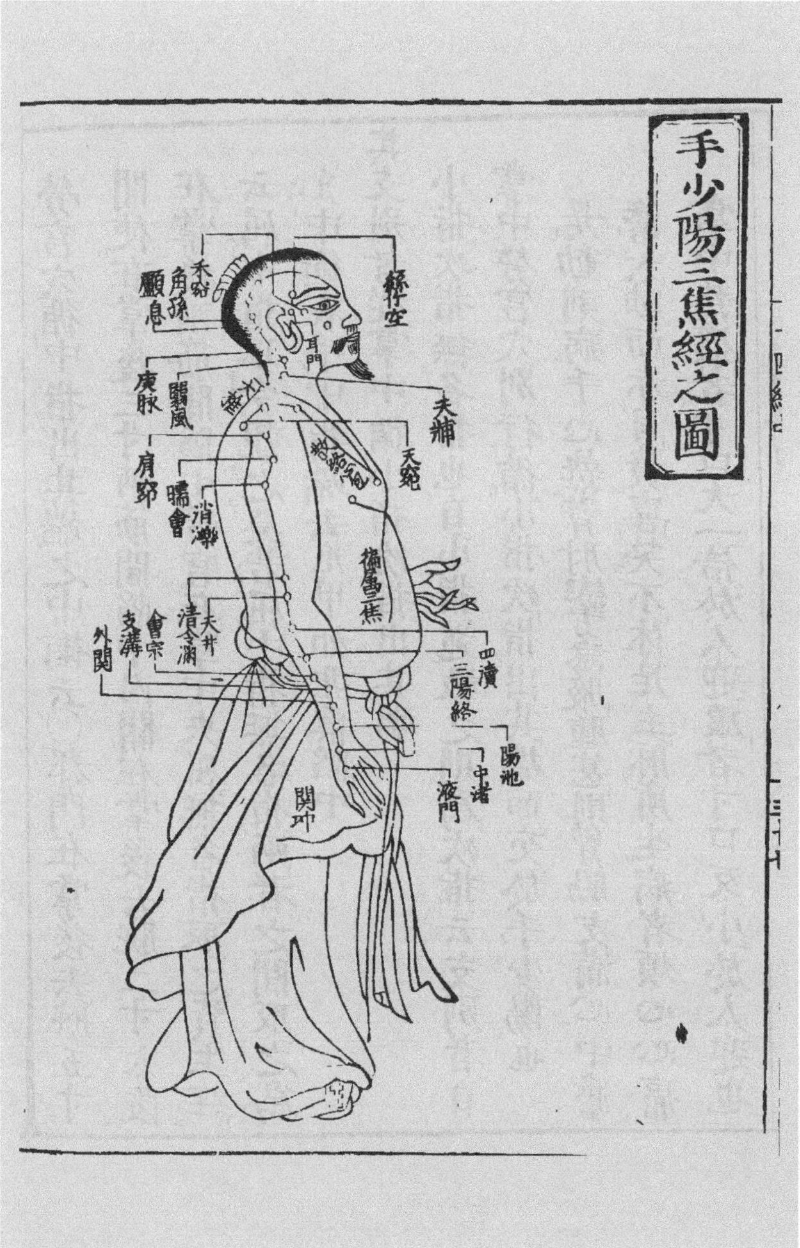
手少陽三焦經之圖
絲竹空
禾髎
角孫
顱息
耳門
瘈脉
翳風
天牖
天髎
天窌
肩窌
臑會
消濼
絡心包
徧屬三焦
天井
清冷淵
會宗
支溝
外關
四瀆
三陽絡
陽池
中渚
液門
關冲

手少陽三焦經穴歌

二十三穴手少陽關沖液門中渚旁陽池外關支溝會宗

三陽四瀆配天井合去清冷淵消濼臑會肩髎偏天髎天牖

全翳風瘈脉顱息角孫通耳門禾髎絲竹空

手少陽三焦之經 凡二十三穴左右共四十六穴○是經多氣少血

三焦者水穀之道路氣之所終始也上焦在心下下膈在胃上口其治在膻中直兩乳間陷者中中焦在胃中脘當臍上四寸不上不下其治在臍旁下焦當膀胱上口其治在臍下一寸

手少陽之脉起於小指次指之端上出次指之閒循手表腕出臂外兩骨之閒上貫肘

臂骨盡處爲腕臑盡處爲肘手少陽起小指次指端關衝穴上出次指之間歷液門中渚循手表腕之陽池出臂外兩骨之間循外關支溝會宗三陽絡四瀆乃上貫肘抵天井穴也○關衝在手小指次指之端去爪甲如韭葉液門在手小指次指間陷中中渚在手小指次指本節後間陷中陽池在手表腕上陷中外關在腕後二寸陷中別走手心主支溝在腕後三寸兩骨間陷中會宗在腕後三寸空中一寸三陽絡在臂上大交脉支溝上一寸四瀆在肘前五寸外廉陷中天井在肘外大骨後上一寸兩筋間陷中屈肘得之甄權云曲肘後一寸叉手按膝頭取之兩筋骨罅

循臑外上肩交出足少陽之後入缺盆交膻中散絡心包下膈

偏屬三焦

肩肘之間髃下對腋處爲臑從天井上行循臂臑之外歴清冷淵消濼行手太陽之裏陽明之外上肩循臑會肩髎天髎交出足少陽之後過秉風肩井下入缺盆復由足陽明之外而交會於膻中散布絡繞於心包乃下膈當胃上口以屬上焦於中脘以屬中焦於陰交以屬下焦也○清涼淵在肘上二寸伸肘舉臂取之消濼在肩下臂外間腋斜肘分下行臑會在肩前廉去肩頭三寸肩髎在肩端臑上舉臂取之天髎在肩缺盆中上毖骨之際陷中秉風見手太陽經手足少陽手太陽陽明之會肩井見足少陽經手足少陽陽維之會缺盆足陽明經穴膻中見任脈心包相火用事之分也中脘陰

交見任脉三焦之募任脉所發也

其支者從膻中上出缺盆上項挾耳後直上出耳上角以屈下頞至顚

腦戶後爲項月下爲顚其支者從膻中而上出缺盆之外上項過大椎循天牖上挾耳後經翳風瘈脉顱息直上出耳上角至角孫過懸釐頷厭及過陽白睛明屈曲下頞至顚會顱髎之分也○大椎見督脉手足三陽督脉之會天牖在頸大筋外缺盆上天窓後（天窓後資生經作天容後）天柱前完骨下髮際上懸釐頷厭見足少陽經手足陽明少陽之交會也翳風在耳後尖角陷中按之引耳中痛瘈脉在耳本後雞足青脉中顱息在耳後青脉中角孫在耳郭中間上開口有空陽白見足少

陽經手足陽明少陽之會睛明見足太陽經顴髎見手太陽經手少陽太陽之會也

其支者從耳後入耳中却出至目銳眥

此支從耳後翳風穴入耳中過聽宮歷耳門和髎却出至目銳眥會瞳子髎循絲竹空而交於足少陽也○聽宮見手太陽經手足少陽手太陽三脉之會耳門在耳前起肉當耳缺中和髎在耳前兌髮下橫動脉瞳子髎見足少陽經手太陽手足少陽之會絲竹空在眉後陷中

是動則病耳聾渾渾焞焞嗌腫喉痺是主氣所生病者汗出目銳眥痛頰痛耳後肩臑肘臂外皆痛小指次指不用

盛者人迎大一倍於寸口虚者人迎反小於寸口也

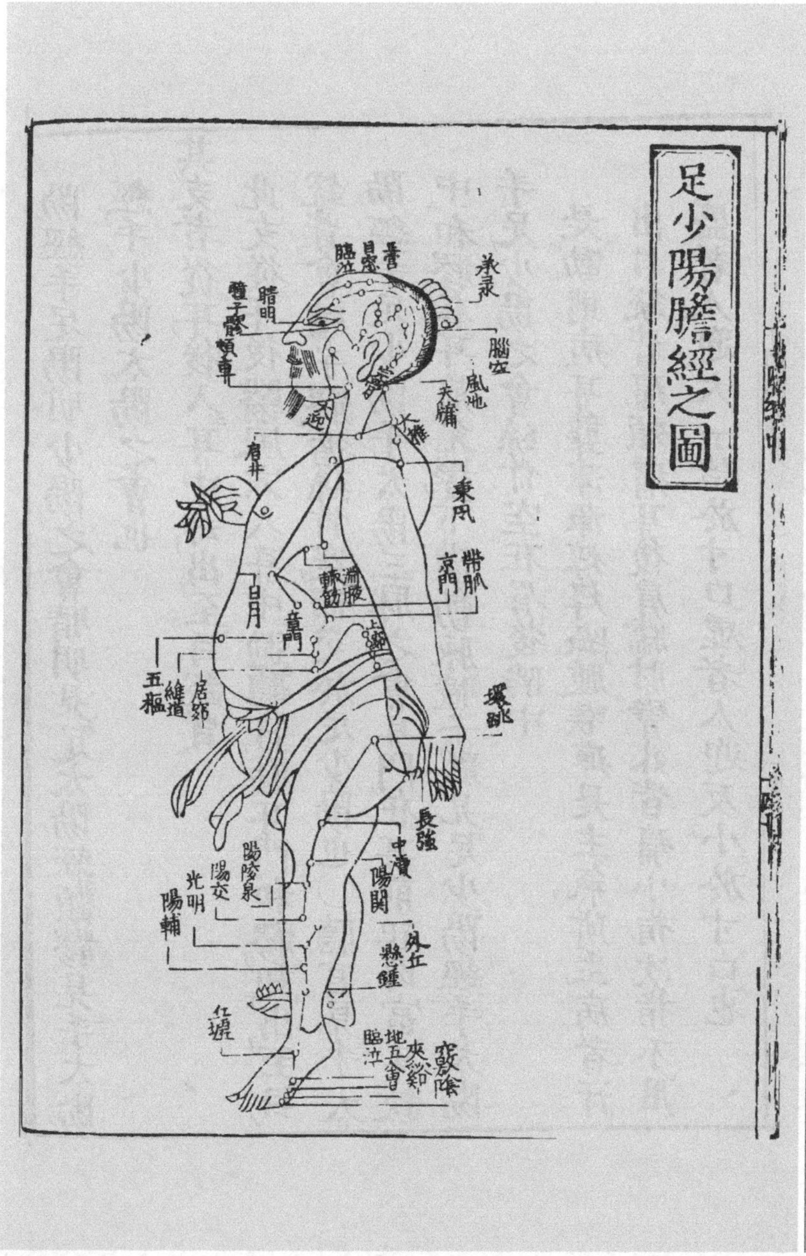
足少陽膽經之圖
承靈
腦空
風池
天牖
肩井
秉風
帶脈
京門
淵腋
輒筋
日月
章門
五樞
維道
居髎
環跳
長強
中瀆
陽關
陽陵泉
陽交
光明
陽輔
外丘
懸鍾
丘墟
臨泣
地五會
俠谿
竅陰
睛明
瞳子髎
頰車

足少陽膽經穴歌

少陽足經瞳子髎四十三穴行迢迢聽會客主頷厭集懸顱
懸釐曲鬢率谷天衝浮白次竅陰完骨本神企陽白臨泣
開目窓正營承霊及腦空風池肩井淵液長輒筋日月京門
當帶脉五樞維道續居髎環跳下中瀆陽關陽陵復陽交外
丘光明陽輔高懸鍾丘墟足臨泣地五俠谿竅陰畢

此經頭部自瞳子髎至風池凡二十穴作三折向外而行
始瞳子髎至完骨是一折又自完骨外折上至陽白會睛
明是一折又自睛明上行循臨泣風池是一折緣其穴曲
折外多離為科牽故此作二至二十次第以該之一瞳子
髎二聽會三客主人四頷厭五懸顱六懸釐七曲鬢八率

谷九天衝十浮白十一竅陰十二完骨十三本神十四陽白十五臨泣十六目窓十七正營十八承靈十九腦空二十風池

足少陽膽之經凡四十三穴左右共八十六穴○是經多氣少血

膽在肝之短葉間重三兩三銖包精汁三合

足少陽之脉起於目鋭眥上抵角下耳後

足少陽經起目鋭眥之瞳子髎於是循聽會客主人上抵頭角循頷厭下懸顱懸釐由懸釐外循耳上髮際至曲鬢率谷由率谷外折下耳後循天衝浮白竅陰完骨又自完骨外折上過角孫循本神過曲差下至陽白會睛明復從睛明上行循臨泣目窓正營承靈腦空風池云○瞳子髎在目外眥五

分聽會在耳前陷中上關下一寸動脉宛宛中張口得之客主人在耳前起骨上廉開口有空動脉宛宛中頷厭在曲周下顳顬一名腦空上廉懸顱在曲周上顳顬中懸釐在曲周上顳顬下廉曲鬢在耳上髮際曲隅陷中鼓頷有孔率谷在耳上如前三分入髮際一寸五分陷者宛宛中天衝在耳後髮際二寸耳上如前三分浮白在耳後入髮際一寸竅陰在完骨上枕骨下搖動有空完骨在耳後入髮際四分角孫見手少陽經手足少陽之會本神在曲差旁一寸五分入髮際四分曲差見足太陽經陽白在眉上一寸直瞳子睛明見足太陽經手足太陽少陽足陽明五脉之會臨泣在目上直入髮際五分陷中目窗在臨泣後一寸正營在目窗後一寸承靈在

正營後一寸五分腦空在承靈後一寸五分挾玉枕骨下陷
中風池在顳顬後髮際陷中
循頸行手少陽之前至肩上却交出少陽之後入缺盆
自風池循頸過天牖穴行手少陽脉之前下至肩上循肩井
却左右相交出手少陽之後過大椎大杼秉風當秉風前入
缺盆之外○天牖見手少陽經肩井在肩上陷中缺盆上大
骨前一寸半以三指按取之當中指下陷中者是大椎見督脉
手足三陽督脉之會大杼見足太陽經足太陽少陽之會秉風
見手太陽經手太陽陽明手足少陽之會缺盆見足陽明經
其支者從耳後入耳中出走耳前至目銳眥後
其支者從耳後顳顬間過翳風之分入耳中過聽宮出走耳

前復自聽會至目銳眥瞳子髎之分也〇翳風見手少陽經手足少陽之會聽宮見手太陽經手足少陽太陽三脈之會聽會瞳子髎見前

其支者別目銳眥下太迎合手少陽抵於䪼下加頰車下頸合缺盆下胷中貫膈絡肝屬膽

其支者別自目外瞳子髎而下太迎合手少陽於䪼當顴髎穴之分下臨頰車下頸循本經之前與前之入缺盆者相合下胷中天池之外貫膈即期門之所絡肝下至日月之分屬於膽也〇太迎見足陽明經顴髎頰車手太陽穴天池手心主穴手厥陰足少陽之會期門足厥陰穴日月見下文膽之募也

循脇裏出氣衝繞毛際橫入髀厭中

脇胠也腋下為脇曲骨之分為毛際毛際兩旁動脉中為氣衝揵骨之下為髀厭即髀樞也自屬膽處循脇内章門之裏出氣衝遶毛際遂横入髀厭中之環跳也○章門足厥陰穴足少陽厥陰之會氣衝足陽明穴環跳在髀樞中

其直者從缺盆下腋循胷過季脇下合髀厭中以下循髀陽出膝外廉

脇骨之下為季脇此直者從缺盆直下腋循胷歴淵腋輙筋日月穴過季脇循京門帶脉五樞維道居髎由居髎入上髎中髎長強而下與前之入髀厭者相合乃下循髀外行太陽陽明之間歴中瀆陽關出膝外廉抵陽陵泉也○淵腋在腋下三寸宛宛中舉臂取之輙筋在腋下三寸腹前行一寸著

脇陷中日月在期門下五分京門在監骨下腰中挾脊季肋本帶脉在季肋下一寸八分五樞在帶脉下三寸維道在章門下五寸三分居髎在章門下八寸三分監骨上陷中上髎中髎並見足太陽經上髎為足少陽太陽之絡中髎則足少陰少陽所結之會也長強見督脉足少陰少陽所結之會中瀆在髀骨外膝上五寸分肉間陷中陽關在陽陵泉上三寸犢鼻外陷中陽陵泉在膝下一寸外廉陷中

下外輔骨之前直下抵絶骨之端下出外踝之前循足跗上入小指次指之間

䯒外為輔骨外踝以上為絶骨足面為跗自陽陵泉下外輔骨前歷陽交外丘光明直下抵絶骨之端循陽輔懸鍾而下

出外踝之前至丘墟循足面之臨泣地五會俠谿乃上入小指次指之間至竅陰而終也○陽交在足外踝上七寸斜屬三陽分肉之間外丘在足外踝上七寸光明在足外踝上五寸陽輔在足外踝上四寸輔骨前絶骨端如前三分去丘墟七寸懸鍾在足外踝上三寸動脉中丘墟在足外踝下如前去臨泣三寸臨泣在足小指次指本節後間陷中去俠谿一寸半地五會在足小指次指本節後陷中俠谿在足小指次指歧骨間本節前陷中竅陰在足小指次指端去爪甲如韭葉

其支者別跗上入大指之間循大指歧骨内出其端還貫入爪甲出三毛

足太指本節後爲歧骨大指爪甲後爲三毛其支者自足跗

上臨泣穴別行入大指循岐骨內出大指端還貫入爪甲出三毛交於足厥陰也

是動則病口苦善太息心脇痛不能轉側甚則面有微塵體無膏澤足外反熱是爲陽厥是主骨所生病者頭角頷痛目銳眥痛缺盆中腫痛腋下瘇馬刀挾癭汗出振寒瘧胷脇肋髀膝外至脛絶骨外踝前及諸節皆痛小指次指不用盛者人迎大一倍於寸口虛者人迎反小於寸口也

窌

廣韻力嘲切深空之貌即穴隙之謂也江西席横家鍼灸書中諸髎字皆作窌豈髎窌聲相近而然今悉擬改定雖然所改有不盡者亦不必苦求之也

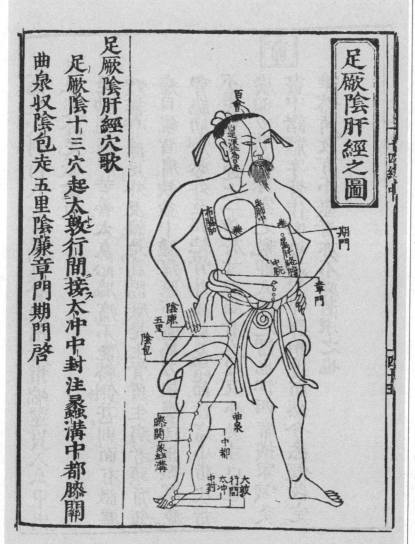

足厥陰肝經之圖

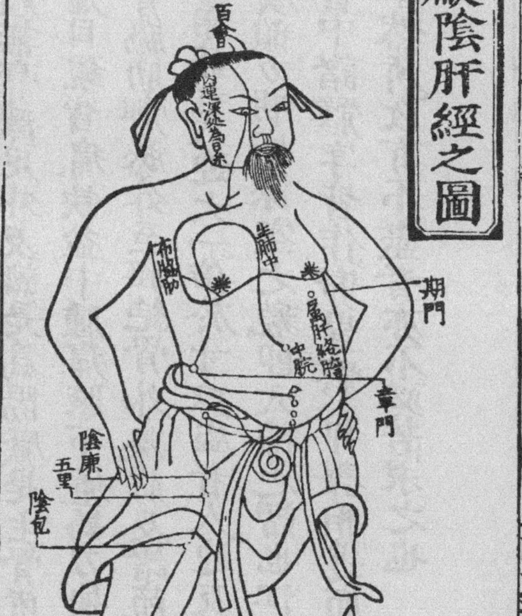

足厥陰肝經穴歌

足厥陰十三穴起大敦行間接太冲中封注蠡溝中都膝關
曲泉収陰包走五里陰廉章門期門啓

足厥陰肝之經 凡十三穴左右共二十六穴○是經多血少氣

肝之爲藏左三葉右四葉凡七葉其治在左其藏在右脇右腎之前並胃著脊之第九推

足厥陰之脉起於大指聚毛之上循足跗上廉去內踝一寸

足大指爪甲後爲三毛三毛後橫文爲聚毛去相去也足厥陰起於大指聚毛之大敦穴循足跗上廉歷行間太衝抵內踝一寸之中封也○大敦在足大指端去爪甲如韭葉及三毛中行間在足大指間動脉應手太衝在足大指本節後二寸或云一寸半動脉陷中中封在足內踝前一寸陷中仰而取之

上踝八寸交出太陰之後上膕內廉

自中封上踝過三陰交歷蠡溝中都復上一寸交出太陰之

後上膕内廉至膝關曲泉○三陰交見足太陰經足少陰太陰厥陰之交會也蠡溝在内踝上五寸中都在内踝上七寸骭骨中膝關在犢鼻下二寸陷中曲泉在膝内輔骨下大筋上小筋下陷中屈膝得之在膝横文頭是

循股入陰中環陰器抵小腹挾胃屬肝絡膽

髀内爲股臍下爲小腹由曲泉上行循股内之陰包五里陰廉遂當衝門府舍之分入陰毛中左右相交環遶陰器抵小腹而上會曲骨中極關元復循章門至期門之所挾胃屬肝下日月之分絡於膽也○陰包在膝上四寸股内廉兩筋間五里在氣衝下三寸陰股中動脉陰廉在羊矢下去氣衝二寸動脉中衝門府舍見足太陰曲骨見任脉足厥陰任脉之

會中極關元見任脉足三陰任脉之會也章門在大横外直臍季肋端側卧屈上足伸下足舉臂取之期門直兩乳第二肋端肝之募也日月見足少陽經

上貫膈布脇肋循喉嚨之後上入頏顙連目系上出額與督脉會於巔

目内連深處爲目系頏顙咽顙也自期門上貫膈行食竇之外大包之裏散布脇肋上雲門淵液之間人迎之外循喉嚨之後上入頏顙行大迎地倉四白陽白之外連目系上出額行臨泣之裏與督脉相會於巔頂之百會也○食竇大包足太陰經穴雲門手太陰經穴淵液足少陽經穴人迎大迎地倉四白見足陽明陽白臨泣見足少陽百會見督脉

其支者從目系下頰裏環唇內

前此連目系上出頷此支從目系下行任脉之外本經之裏

下頰裏交環於口唇之內

其支者復從肝別貫膈上注肺

此交經之支從期門屬肝處別貫膈行食竇之外本經之裏上注肺中下行至中焦挾中脘之分以交於手太陰也

是動則病腰痛不可以俛仰丈夫㿉疝婦人小腹腫甚則嗌乾面塵脫色是主肝所生病者胸滿嘔逆洞泄狐疝遺溺癃閉盛者寸口大一倍於人迎虛者寸口反小於人迎也○凡此十二經之病盛則瀉之虛則補之熱則疾之寒則留之陷下則灸之不盛不虛以經取之

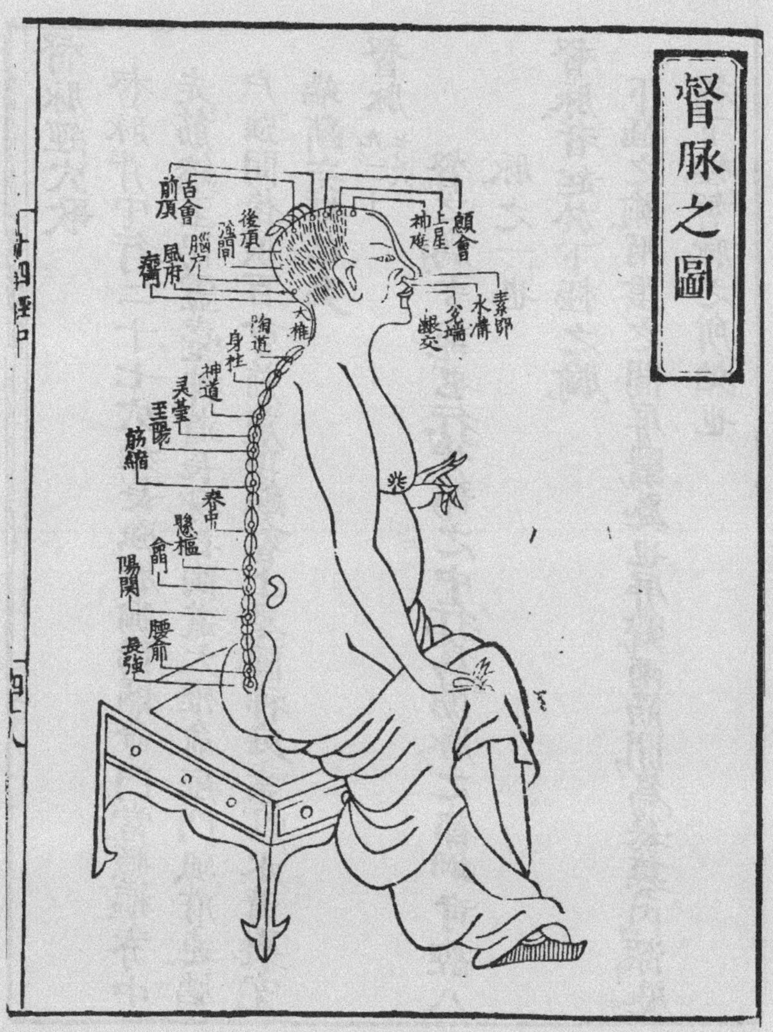
督脉之圖
顖會
上星
神庭
百會
前頂
後頂
强間
腦户
風府
瘖門
素髎
水溝
兊端
齦交
大椎
陶道
身柱
神道
靈臺
至陽
筋縮
脊中
懸樞
命門
陽關
腰俞
長强

督脉經穴歌

督脉背中行二十七穴始長強腰腧陽關命門當懸樞脊中走筋縮至陽靈臺神道長身柱陶道大椎俞瘂門風府連腦户強間後頂百會前前頂顖會上星圓神庭素髎水溝裏兑端齗交斯已矣

督脉凡二十七穴

督之爲言都也行背部之中行爲陽脉之都綱奇經八脉之一也

督脉者起於下極之腧

下極之腧兩陰之間屏翳處也屏翳兩筋間爲篡篡内深處爲下極督脉之所始也

並於脊裏上至風府入腦上巔循額至鼻柱屬陽脉之海也
脊之為骨凡二十一椎通項骨三椎共二十四椎自屏翳而起歷長強穴並脊裏而上行循腰腧陽關命門懸樞脊中筋縮至陽靈臺神道身柱過風門循陶道大椎瘂門至風府入腦循腦户強間後頂上巔至百會前頂顖會上星神庭循額至鼻柱經素髎水溝兊端至齦交而終焉云陽脉之海者以人之脉絡周流於諸陽之分譬猶水也而督脉則為之都綱故曰陽脉之海○屏翳見任脉任脉別絡挾督脉衝脉之會長強在脊骶端腰俞在第二十一椎節下間陽關在第十六椎節下間命門在第十四椎節下間懸樞在第十三椎節下間脊中在第十一椎節下間筋縮在第九椎節下間至陽在

第七椎節下間靈臺在第六椎節下間神道在第五椎節下間身柱在第三椎節下間風門見足太陽乃督脈足太陽之會陶道在大椎節下間陷中自陽關至此諸穴並俛而取之大椎在第一椎上陷中瘂門在風府後入髮際五分風府在項入髮際一寸腦戶在枕骨上強間後一寸五分強間在後頂後一寸五分後頂在百會後一寸五分百會一名三陽五會在前頂後一寸五分頂中央旋毛中直兩耳尖可容豆前頂在顖會後一寸五分陷中顖會在上星後一寸陷中上星在神庭後入髮際一寸陷中容豆神庭直鼻上入髮際五分素髎在鼻柱上端水溝在鼻柱下人中兌端在唇上端齗交在唇內齒上齗縫中

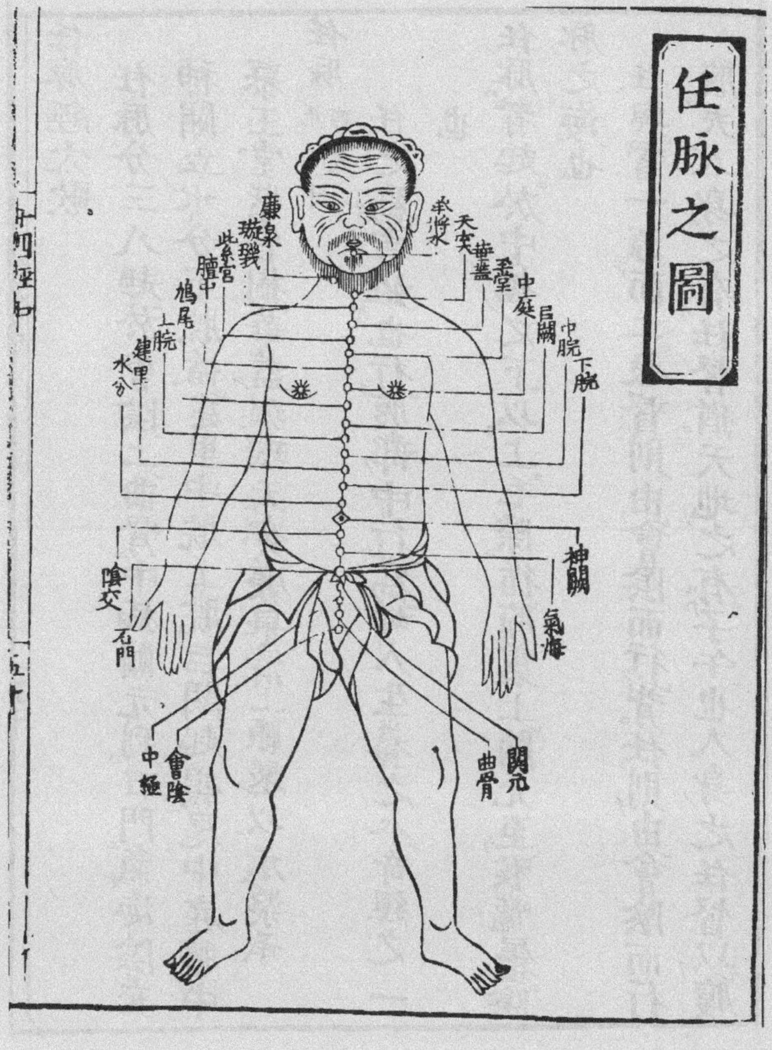
任脉之圖
廉泉
璇璣
紫宮
膻中
鳩尾
上脘
建里
水分
陰交
石門
中極
會陰
承漿
天突
華蓋
玉堂
中庭
巨闕
中脘
下脘
神闕
氣海
關元
曲骨

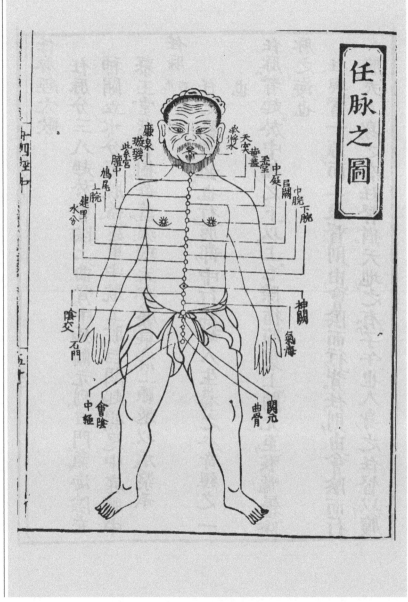

任脉經穴歌

任脉分三八起於會陰上曲骨中極關元到石門氣海陰交神闕立水分下脘循建里中脘上脘巨闕起鳩尾中庭膻中慕玉堂紫宮樹華蓋璇璣天突廉泉清上頤還以承漿承

任脉 凡二十四穴

任之為言妊也行腹部中行為婦人生養之本奇經之一也

任脉者起於中極之下以上毛際循腹裏上關元至喉嚨屬陰脉之海也

任與督一源而二岐督則由會陰而行背任則由會陰而行腹夫人身之有任督猶天地之有子午也人身之任督以腹

背言天地之子午以南北言可以分可以合者也分之於以見陰陽之不雜合之於以見渾淪之無間一而二二而一者也任脉起於中極之下會陰之分也由是循曲骨上毛際至中極行腹裏上循關元石門氣海陰交神闕水分下脘建里中脘上脘巨闕鳩尾中庭膻中玉堂紫宮華蓋璇璣天突廉泉上頤循承漿環唇上至齗交分行繫兩目下之中央會承泣而終也云陰脉之海者亦以人之脉絡周流於諸陰之分譬猶水也而任脉則為之揔任焉故曰陰脉之海〇會陰一名屏翳在兩陰間曲骨在横骨上毛際陷中動脉應手中極在關元下一寸關元在臍下三寸石門在臍下二寸氣海在臍下一寸五分陰交在臍下一寸神闕當臍中水分在下脘

下一寸上臍一寸下脘在建里下一寸建里在中脘下一寸
中脘在上脘下一寸靈樞經云鶻骬即歧骨也以下至天樞天樞足陽明經穴挾臍二寸盖與臍平直也長八寸而中脘居中是也然人胃有大小
亦不可拘以身寸但自鶻骬至臍中以八寸爲度各依部分
取之上脘在巨闕下一寸當一寸五分去蔽骨三寸巨闕在
鳩尾下一寸鳩尾在蔽骨之端言其骨垂下如鳩形故以爲
名臆前蔽骨下五分也人無蔽骨者從歧骨際下行一寸中
庭在膻中下一寸六分膻中在玉堂下一寸六分兩乳間玉
堂在紫宮下一寸六分紫宮在華蓋下一寸六分華蓋在璇
璣下二寸資生經云一寸璇璣在天突下一寸陷中天突在頸結喉
下一寸宛宛中廉泉在頷下結喉上舌本陰經任脉之會仰

而取之承漿在脣下陷中任脈足陽明之會斷交見督脈任督二脈之會承泣見足陽明蹻脈任脈足陽明之會也按任督二脈之直行者為腹背中行諸穴所係今特取之以附十二經之後如骨空論所載者茲不與焉其餘如衝帶維蹻所經之穴寔則寄會於諸經之間尓誠難與任督二脈之灼然行腹背者比故此得以略之雖然因略以致詳亦不害於兼取也故其八脈全篇仍別出於左方云

右十四經正文並與金蘭循經同

十四經發揮卷中終

十四經發揮卷下　奇經八脉篇

脉有奇常十二經者常脉也奇經八脉則不拘於常故謂之奇經蓋以人之氣血常行於十二經脉其諸經滿溢則流入奇經焉奇經有八脉督脉督於後任脉任於前衝脉爲諸脉之海陽維則維絡諸陽陰維則維絡諸陰陰陽自相維持則諸經常調維脉之外有帶脉者束之猶帶也至於兩足蹻脉有陰有陽陽蹻行諸太陽之別陰蹻本諸少陰之別譬猶聖人圖設溝渠以備水潦斯無濫溢之患人有奇經亦若是也今總集奇經八脉所發者氣穴處所共成一篇附之發揮之後以備通攷云

督脉

督脉者起於小腹以下骨中央女子以繫廷孔之端其絡循陰器合篡間繞篡後別繞臀至少陰與巨陽中絡者合少陰上腹内後廉貫脊屬腎與太陽起目内眥上額交巔上入絡腦還出別下項循肩髆内挾脊抵腰中入循膂絡腎其男子循莖下至篡與女子等其少腹直上者貫臍中央上貫心入喉上頤環唇上系兩目之中此生病從少腹上衝心而痛不得前後爲衝疝其女子不孕癃痔遺溺嗌乾治在督脉○督脉之別名曰長強俠膂上項散上頭下當肩胛左右別走太陽入貫膂實則脊強虚則頭重取之所別故難經曰督脉者起於下極之腧並於脊裏上至風府入屬於腦上巔循額至鼻柱屬陽脉之海也此爲病令人脊強反折○督脉從頭循

脊骨入骶長四尺五寸凡二十七穴穴見前

按内經督脉所發者二十八穴據法十椎下一穴名中樞陰尾骨兩傍二穴名長強共有二十九穴今多斷交一穴少中樞一穴會陽二穴則係督脉別絡與少陽會故止載二十七穴穴已見前

任脉

任脉者與衝脉皆起於胞中循脊裏爲經絡之海其浮而外者循腹上行會於咽喉別而絡唇口血氣盛則肌肉熱血獨盛則滲灌皮膚生毫毛婦人有餘於氣不足於血以其月事數下任衝並傷故也任衝之交脉不營其口唇故髭鬚不生是以任脉爲病男子内結七疝女子帶下瘕聚故難經曰任

脉起於中極之下以上毛際循腹裏上關元至咽喉上頤循面入目屬陰脉之海○凡此任脉之行從胞中上注目長四尺五寸 揔二十四穴 穴見前

按内經云任脉所發者二十八穴經闕一穴實有二十七穴内斷交一穴屬督脉承泣二穴屬足陽明蹻脉故止載二十四穴 穴已見前

陽蹻脉

陽蹻脉者起於跟中循外踝上行入風池其爲病也令人陰緩而陽急兩足蹻脉本太陽之别合於太陽其氣上行氣并相還則爲濡目氣不營則目不合男子數其陽女子數其陰當數者爲經不當數者爲絡也蹻脉長八尺所發之穴生於

申脈外踝下屬足太陽經以輔陽爲郄外踝上本於僕參跟骨下與足少陰會於居髎章門下又與手陽明會於肩髃及巨骨並在肩端又與手足太陽陽維會于臑俞在肩窌後胛骨上廉與手足陽明會于地倉口吻兩旁又與手足陽明會于巨髎鼻兩旁又與任脈足陽明會于承泣目下七分以上爲陽蹻脈之所發凡二十穴陽蹻脈病者宜刺之

陰蹻脈

・陰蹻脈者亦起於跟中循內踝上行至咽喉交貫衝脈此爲病者令人陽緩而陰急故曰蹻脈者少陰之别别於然谷之後上內踝之上直上循陰股入陰上循胷裏入缺盆上出人迎之前入鼻屬目內眥合於太陽女子以之爲經男子以之爲絡兩足蹻脈長八尺而陰蹻之郄在交信內踝上二寸陰蹻脈

病者取此

衝脉

衝脉者與任脉皆起於胞中上循脊裏爲經絡之海其浮於外者循腹上行會於咽喉别而絡唇口故曰衝脉者起於氣衝並足少陰之經俠臍上行至胷中而散此爲病令人逆氣裏急難經則曰並足陽明之經以穴攷之足陽明俠臍左右各二寸而上行足少陰俠臍左右各五分而上行針經所載衝脉與督脉同起於會陰其在腹也行乎幽門通谷陰都石關商曲肓俞中注四滿氣穴大赫横骨凡二十二穴皆足少陰之分也然則曰脉並足少陰之經明矣

陽維脉

陽維維於陽其脉起於諸陽之會與陰維皆維絡于身若陽不能維于陽則溶溶不能自收持其脉氣所發別于金門（在足外踝下太陽之郄）以陽交為郄（在外踝上七寸）與手足太陽及蹻脉會于臑俞（肩後胛上廉）與手足少陽會于天髎（在缺盆上）又會于肩井（在肩上）其在頭也與足少陽會于陽白（在眉上）上于本神及臨泣上至正營循于腦空下至風池其與督脉會則在風府及瘂門難經云陽維為病苦寒熱　此陽維脉氣所發凡二十四穴

陰維脉

陰維維于陰其脉起於諸陰之交若陰不能維于陰則悵然失志其脉氣所發者陰維之郄名曰築賓（見足少陰）與足太陰會于腹哀大横又與足太陰厥陰會于府舍期門與任脉會于

天突廉泉難經云陰維爲病苦心痛　此陰維脉氣所發凡十二穴

帶脉

帶脉者起於季脇回身一周其爲病也腰腹縱容如嚢水之狀其脉氣所發在季脇下一寸八分正名帶脉以其回身一周如帶也又與足少陽會于維道　此帶脉所發凡四穴

以上雜取素問難經甲乙經聖濟捴録中參合爲篇

十四經發揮卷下終

享保元丙申年季秋原版
寬政十戊午年九月再板

書林 京都 湏原屋平龙衞門
東都 同 平助梓

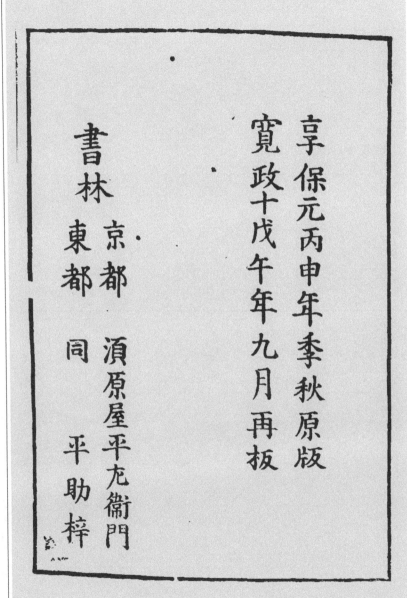

針灸推拿類

十四經發揮（朝鮮版）

〔元〕滑壽 著

養安院藏書

新刊十四經絡發揮序

十四經絡發揮者，發揮十四經絡也。經絡在人身，手三陰三陽，足三陰三陽，凡十有二，而云十四者，併任督二脉言也。任督二脉何以併言？任脉直行於腹，督脉直行於背，為腹背中行諸穴所系也。手太陰肺經，左右各十一穴；足太陰脾經，左右各二十一穴；手陽明大腸經，左右各二十穴；足陽明胃經，左右各四十五穴；手少陰心經，左右各九穴；足少陰腎經左右各二十七穴，手太陽小腸經，左右各十九穴，足太陽膀胱經，左右各六十三穴，手厥陰心包經，左右各九穴，足厥陰肝經，左右各十三穴，手少陽三焦經，左右各二十三穴，足少陽膽經，左右各四十三穴，兼以任脉中行二十四穴，督脉中行二十七穴，而人身周矣。醫者明此，可以鍼，可以灸，可以湯液投之，所向無不取驗。後世醫道，不明古先聖王救世之術，多廢不講鍼灸湯液之法，或歧爲二，或參爲三，其又最下則鍼行者百一，灸行者什二，湯液行者什九，而千萬抑何多寡之相懸耶，或者以鍼誤立效，灸次之，而湯液猶可稍緩乎，是故業彼者多，業此者寡也，噫果若是，亦淺矣哉，其用心也，夫醫之治病，猶人之治水，水行于天地，猶血氣行于人身也，溝渠畝澮河泖川瀆，皆其流注交際之處，或壅焉或塞焉或溢焉，皆足以害治而成病，苟不明其嚮道而欲治之，其不至於泛濫妄行者否也醫之治病一迎一隨一補一瀉一汗一下一宜一導凡所以取其和平者亦若是耳而可置經絡於不講乎滑伯仁氏有憂之故爲之圖爲之註爲之歌以發揮之周悉詳盡曲暢旁通後之醫者可披卷而得焉伯仁氏之用心亦深矣哉後伯仁氏而興者有薛良武氏焉良武氏潛心講究其所自得亦已多矣乃復校正是書而刋諸梓欲以廣其傳焉推是心也即伯仁氏之心也良武名鎧爲男之

長洲人、有子曰巳者、今以醫判南京太醫吏、尤以外科名、而外科者特其一也、君子謂其能振家業云

嘉靖戊子冬閏十月望日、前進士姑蘇西閭盛應陽斯顯書于金陵官寓

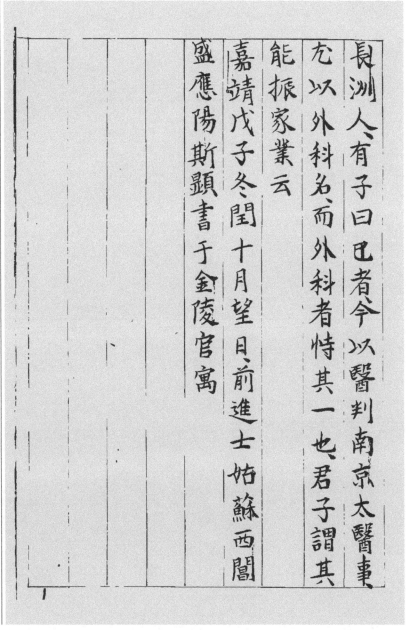

十四經發揮序

人具九臟之形而氣血之運必有以疏載之其流注則曰歷曰循曰經曰至曰抵其交際則曰會曰過曰行曰達者蓋有所謂十二經焉十二經者左右手足各備陰陽者三陰右而陽左也陽順布而陰逆施也以三陽言之則太陽少陽陽明陽既有太少矣而又有陽明者何取兩陽合明之義也以三陰言之則大陰少陰厥陰陰既有太少矣而又有厥陰

者何取兩陰交盡之義也非徒經之有十二也而又有所謂孫絡者焉孫絡之數三百六十有五所以附經而行周流而不息也至若陰陽維蹻衝帶六脉固皆有所繫屬而唯督任二經則苞乎腹背而有專穴諸經滿而溢者此則受之初不可謂非常經而忽略焉法宜與諸經並論通考其隧穴六百五十有七者而施治功則醫之神秘盡矣蓋古之聖人契乎至靈洞視無隱故能審系脉之眞原虛

實之變建名立號使人識而治之雖後世屢
至抉膜導筵驗幽索隱卒不能越其範圍聖
功之不再壹至是乎由此而觀學醫道者不
可不明乎經絡經絡不明而欲治夫疢疾猶
習射而不操弓矢其不能也決矣濂之友滑
君深有所見於此以內經骨空諸論及靈樞
本輸篇所述經脉辭旨簡嚴讀者未易即解
於是訓其字義釋其名物疏其本旨正其句
讀釐爲三卷名曰十四經發揮復慮隧穴之

名難於記憶聯成韻語附於各經之後其有功於斯世也不亦遠哉世之著醫書者日新月盛非不繁且多也漢之時僅七家耳唐則增爲六十四至宋遂至一百七十又九其發明方藥豈無其人純以内經爲本而弗之雜者抑何其鮮也若金之張元素劉完素張從正李杲四家其立言垂範殆或庶幾者乎今吾滑君起而繼之凡四家微辭秘旨靡不貫通發揮之作必將與其書並傳無疑也嗚呼

橐籥一身之氣機，以補以瀉，以成十全之功者，其唯針砭之法乎！若不明於諸經，而誤施之，則不假鋒刃而戕賊人矣，可不懼哉！縱諉曰九針之法傳之者蓋鮮，苟以湯液言之，亦必明於何經中邪，然後注何劑而治之。奈何粗工絕弗之講也。滑君此書，豈非醫塗之輿梁也歟？濂故特為序之，以傳非深知滑君者，未必不以其言為過情也。滑君名壽，字伯仁，許昌人，自號為攖寧生，博通經史諸家言為

文辭溫雅有法而尤深於醫洴南諸醫未能
或之先也所著又有素問鈔難經本義行于
世難經本義雲林危先生素嘗爲之序云翰
林學士亞中大夫知　制誥兼脩　國史僉
華宋濂謹序

十四經發揮序

觀文於天者非宿度無以稽七政之行察理於地者非經水無以别九圍之域矧夫人身而不明經脉又烏知榮衛之所統哉此內經靈樞之所由作也竊嘗考之人爲天地之心三材蓋一氣也經脉十二以應經水孫絡三百六十有五以應周天之度氣穴稱是以應周期之日宜乎榮氣之榮於人身晝夜環周軼天旋之度四十有九或謂衛氣不循其經

殆以晝行諸陽夜行諸陰之異未始相從而亦未嘗相離也夫日星雖殊所以麗乎天者皆陽輝之昭著也河海雖殊所以行乎地中者寔一水之流行也經絡雖交相貫屬所以周於人身者一榮氣也噫七政失度則災眚見焉經水失道則洚潦作焉經脉失常則所生是動之疾繇是而成焉以故用鍼石者必明俞穴審闔闢因以虛實以補寫之此經脉本輸之旨尤當究心靈樞世無註本學者病

焉許昌滑君伯仁父嘗著十四經發揮專疏手足三陰三陽及任督也觀其圖章訓釋綱舉目張足以爲學者出入嚮方寔醫門之司南也既成將鋟梓以傳徵余叙其所作之意余不敏輒書三材一氣之說以歸之若别經絡筋骨度之屬則此不暇備論也時至正甲辰中秋日四明呂復養生主書于票騎山之樵舍

驃亻

自序

人爲血氣之屬飲食起居節宣微爽不能無疾疾之感人或内或外或小或大爲是動爲所以生病咸不出五藏六府手足陰陽聖智者興思有以治之於是而入者於是而出之也上古治病湯液醪醴爲甚少其有疾率取夫空穴經隧之所統繫視夫邪之所中爲陰爲陽而灸刺之以驅去其所苦觀内經所載服餌之法纔一二爲灸者四三其它則明鍼

刺無慮十八九鍼之功其大矣厥後方藥之說肆行鍼道遂寢不講灸法亦僅而獲存鍼道微而經絡爲之不明經絡不明則不知邪之所在求法之動中機會必捷如響亦難矣若昔軒轅氏歧伯氏斤斤問荅明經絡之始末相孔穴之分寸探幽摘邃布在方册亦欲使天下之爲治者視天下之疾有以究其七情六淫之所自及有以察夫某爲某經之陷下也某爲某經之虛若實可補寫也某爲某

經之表裏可汗可下也鍼之灸之藥之餌之無施不可俾免夫嚬蹙呻吟抑已備矣遠古之書淵乎深哉於初學或未易也乃以靈樞經本輸篇素問骨空等論裒而集之得經十二任督脉云行腹背者二其隧穴之周於身者六百五十有七攷其陰陽之所以往來推其骨空之所以駐會圖章訓釋綴以韻語釐爲三卷目之曰十四經發揮庶幾乎發前人之萬一且以示初學者於是而出入之響方

也烏乎攷圖以窮其源因文以求其義尚不
戾前人之心後之君子察其勤而正其不逮
是所望也至正初元閏月六日許昌滑壽自
序

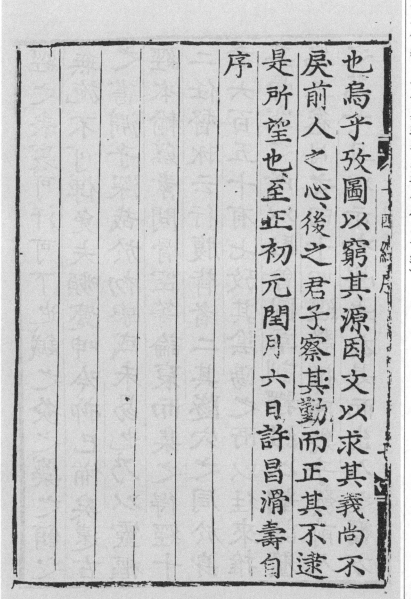

十四經發揮

凡例

一十二經所列次第，並以流注之序，爲之先後，附以任督二奇者，以其有專穴也，總之爲十四經云

一註者所以釋經也，其訓釋之義凡有三焉，訓字一義也，釋身體府藏名物一義也，解經一義也，其載穴法分寸，則圈以別之，

一各經既於本經詳，註處所其有他經交會

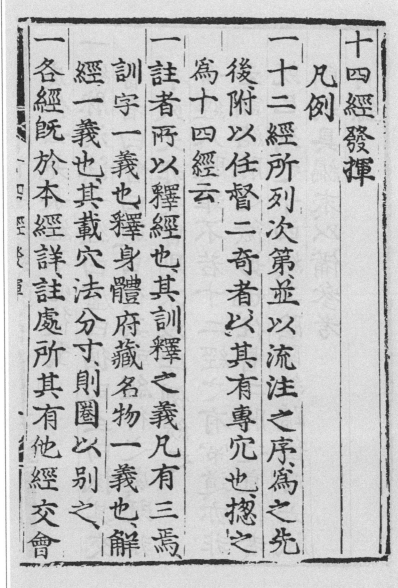

處但云見某經不必復贅
一經脉流注本經曰歷曰循曰至曰抵其交會者曰會曰過曰行其或經行之處既非本穴又非交會則不以字例統之
奇經八脉雖不若十二經之有常道亦非若諸絡脉之微妙也任督二脉之直行者既已列之十四經其陰陽維蹻衝帶六脉則别具編末以備參考

目錄

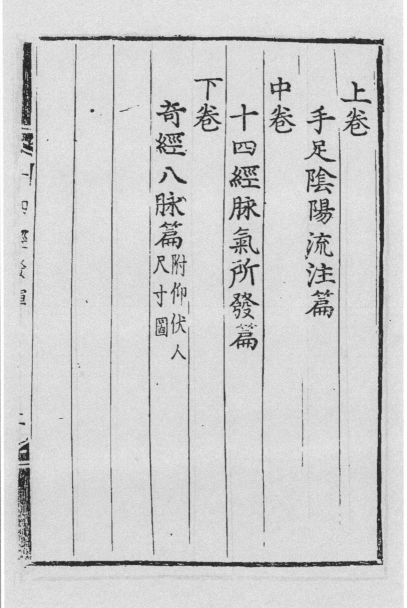

十四經發揮卷上

許昌滑壽著

手足陰陽流注篇

凡人兩手足、各有三陰脉三陽脉、以合爲十二經也

三陰謂太陰少陰厥陰、三陽謂陽明太陽少陽也、人兩手足各有三陰脉三陽脉、相合爲十二經也、手三陰謂太陰肺經、少陰心經厥陰心包經、手三陽謂陽明大腸經、太陽小腸經少陽三焦經、足三陰謂太陰

脾經、少陰腎經、厥陰肝經、足三陽謂陽明胃經、太陽膀胱經、少陽膽經、謂之經者、以血氣流行經常不息者而言、謂之脉者、以血理分衺行體者而言也

手之三陰從藏走至手、手之三陽從手走至頭、足之三陽從頭下走至足、足之三陰從足上走入腹

手三陰從藏走至手、謂手太陰起中焦至出大指之端、手少陰起心中、至出小指之

端手厥陰起胸中至出中指之端手三陽從手走至頭謂手陽明起大指次指之端至上挾鼻孔手太陽起小指之端至目内眥手少陽起小指次指之端至目鋭眥足三陽從頭走至足謂足陽明起於鼻至入中指内間足太陽起目内眥至小指外側端足少陽起目鋭眥至入小指次指間足三陰從足走入腹謂足太陰起大指之端至屬脾絡胃足少陰起足心至屬腎絡膀

胱足厥陰起大指聚毛至屬肝絡膽足三陰雖曰從足入腹然太陰乃復上膈挾咽散舌下少陰乃復從腎上挾舌本厥陰乃復上出額與督脉會于巔兼手太陰從肺系横出腋下手少陰從心系上肺出腋下手厥陰循胸出脇上抵腋下此又秦越人所謂諸陰脉皆至頸胸而還者也而厥陰則又上出於巔盖厥陰陰之盡也所以然者亦陰無可盡之理亦猶剝之碩果不食

示陽無可盡之義也然易之陰陽以氣言
人身之陰陽以藏象言氣則無形而藏象
有質氣陽而質陰也然則無形者貴乎陽
有質者貴乎陰歟

絡脉傳注周流不息

絡脉者本經之旁支而别出以聯絡於十
二經者也本經之脉由絡脉而交他經他
經之交亦由是焉傳注周流無有停息也
夫十二經之有絡脉猶江漢之有沱潛也

絡脉之傳注於他經猶沲潛之旁導於他水也是以手太陰之支者從腕後出次指端而交於手陽明手陽明之支者從缺盆上挾口鼻而交於足陽明足陽明之支者別跗上出大指端而交於足太陰足太陰之支者從胃別上膈注心中而交於手少陰手少陰則直自本經少衝穴而交於手太陽不假支授盖君者出令者也手太陽之支者別頰上至目内眥而交於足太陽

足太陽之支者從膊内左右别下合膕中下至小指外側端而交於足少陰足少陰之支者從肺出注胸中而交於手厥陰手厥陰之支者從掌中循小指次指出其端而交於手少陽手少陽之支者從耳後出至目鋭眥而交於足少陽足少陽之支者從跗上入大指爪甲出三毛而交於足厥陰足厥陰之支者從肝别貫膈上注肺而交於手太陰也

故經脉者行血氣通陰陽以榮於身者也

通結上文以起下文之義經脉之流行不息者所以運行血氣流通陰陽以榮養於人身者也不言絡脉者舉經以該之

其始從中焦注手太陰陽明陽明注足陽明太陰太陰注手少陰太陽太陽注足太陽少陰少陰注手心主少陽少陽注足少陽厥陰厥陰復還注手太陰

始於中焦注手太陰終於注足厥陰是經

脉之行一周身也

其氣常以平旦爲紀、以漏水下百刻、晝夜流行與天同度、終而復始也

氣營氣紀綂記也、承上文言經脉之行其始則自起中焦其氣則常以平旦爲紀也、營氣常以平旦之寅時爲紀、由中焦而始注手太陰、以次流行也、不言血者氣行則血行可知、漏水下百刻、晝夜流行與天同度者、言一晝夜漏下百刻之內、人身之經

脉流行無有窮止，與天同一運行也。蓋天以三百六十五度四分度之一爲一周天，而終一晝夜。人之榮衛則以五十度周於身，氣行一萬三千五百息，脉行八百一十丈，而終一晝夜，適當明日之寅時，而復會于手太陰，是與天同度，終而復始也。或云晝夜漏刻有長短，其營氣盈縮當何如？然漏刻雖有短長之殊，而五十度周身者均在其中，不因漏刻而有盈縮也。

右本篇正文與金蘭循經同

十四經發揮卷上終

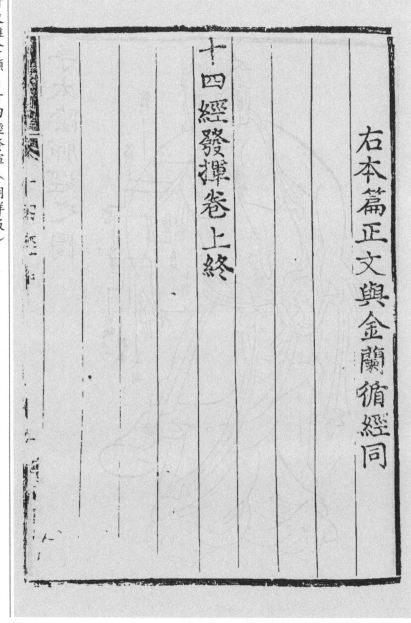

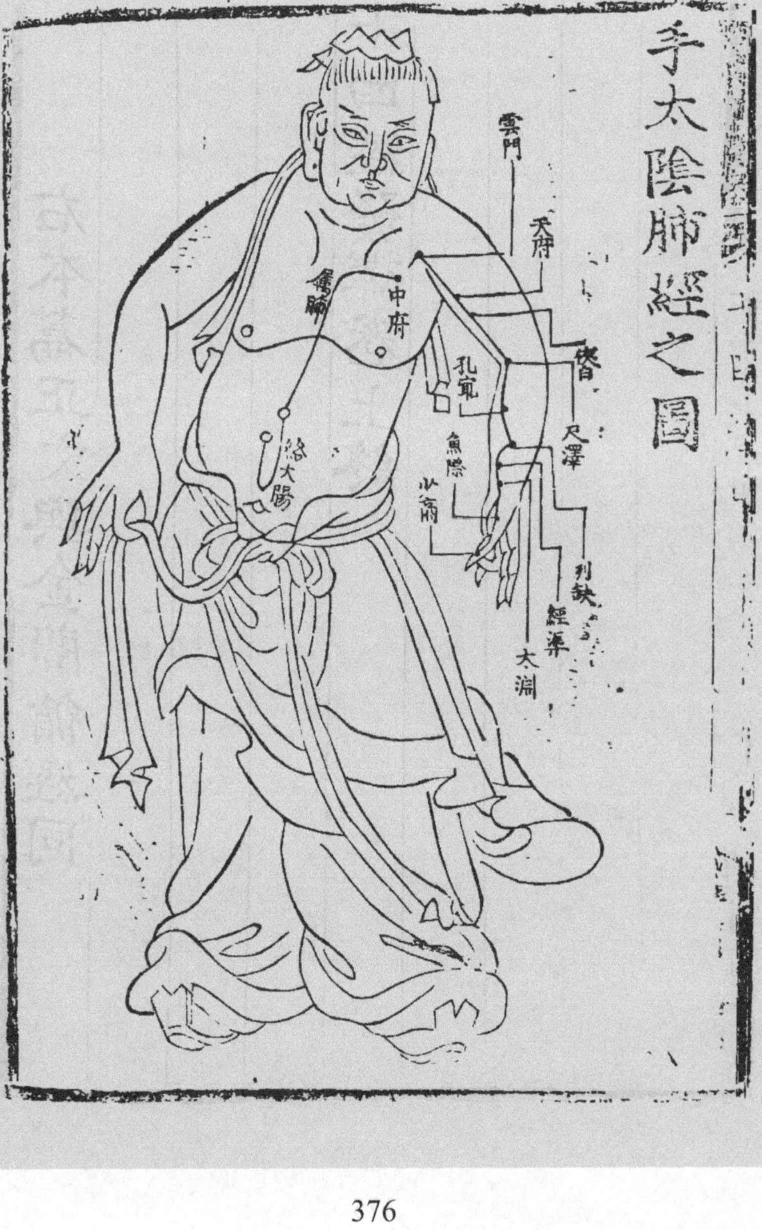
手太陰肺經之圖
雲門
天府
中府
孔冣
尺澤
魚際
少商
列缺
經渠
太淵
絡大腸

手太陰肺經穴歌

手太陰十一穴、中府雲門天府列俠白尺澤孔最存列缺經渠太淵涉魚際少商如韭葉、

手太陰肺之經凡十一穴、左右共二十二穴○是經多氣少血

肺之爲藏六葉兩耳四垂如蓋附着於脊之第三椎、中有二十四空行列分布諸藏清濁之氣爲五藏華盖云、

手太陰之脉起於中焦下絡大腸還循胃口、

上膈屬肺

起發也絡繞也還復也循巡也又依也㳂也屬會也中焦者在胃中脘當臍上四寸之分大腸註見本經胃口胃上下口也胃上口在臍上五寸上脘穴下口在臍上二寸下脘穴之分也膈者隔也凡人心下有膈膜與脊脇周回相着所以遮隔濁氣不使上薰於心肺也手太陰起於中焦受足厥陰之交也由是循任脉之外足少陰經

脉之裏、以次下行當臍上一寸水分穴之
分繞絡大腸手太陰陽明相爲表裏也、乃
復行本經之外、上循胃口、迤邐上膈、而屬
會於肺、榮氣有所歸於本藏也
從肺系橫出腋下、下循臑内行少陰心主之
前下肘中
肺系謂喉嚨也、喉以候氣、下接於肺、肩下
脅上際曰腋、膊下對腋處爲臑、肩肘之間
也、臑盡處爲肘臂節也、自肺藏循肺系出

而横行循胸部第四行之中府雲門以出腋下、下循臑内歷天府俠白、行手少陰手心主之前、下入肘中抵尺澤穴也蓋手少陰循臑臂、出小指之端手心主循臑臂出中指之端、手太陰則行乎二經之前也○中府穴在雲門下一寸乳上三肋間動脉應手陷中、雲門在巨骨下、俠氣戶傍二寸陷中、動脉應手、舉臂取之天府在腋下三寸臑内廉動脉中、俠白在天府下去肘五

寸動脉中尺澤在肘中約文上動脉中循臂内上骨下廉入寸口上魚句循魚際出大指之端

肘以下爲臂廉隅也邊也手掌後高骨傍動脉爲關關前動脉爲寸口曰魚曰魚際云者謂掌骨之前大指本節之後其肥肉隆起處統謂之魚魚際則其間之穴名也既下肘中乃循臂内上骨之下廉歷孔最列缺入寸口之經渠太淵以上魚循魚際

出大指之端至少商穴而終也端杪也○孔最穴去腕上七寸列缺去腕側上一寸五分以手交义頭指當作食指末筋骨罅中絡穴也經渠在寸口陷中太淵在掌後陷中魚際在大指本節後内側散脉中少商在大指端内側去爪甲如韭葉白肉内宛宛中

其支者從腕後直出次指内廉出其端

臂骨盡處爲腕脉之大隧爲經交經者爲絡本經終於出大指之端矣此則從腕後

列缺穴，達次指内廉出其端，而交於手陽明也。

是動則病肺脹滿膨膨而喘欬，缺盆中痛甚則交兩手而瞀，此爲臂厥，是主肺所生病者欬嗽上氣喘喝煩心胸滿臑臂内前廉痛，掌中熱，氣盛有餘則肩背痛風寒寒字衍疑汗出中風，小便數而欠，虚則肩背痛寒，少氣不足以息，溺色變卒遺失無度，盛者寸口大三倍於人迎，虚

者寸口反小於人迎也

手陽明大腸經之圖

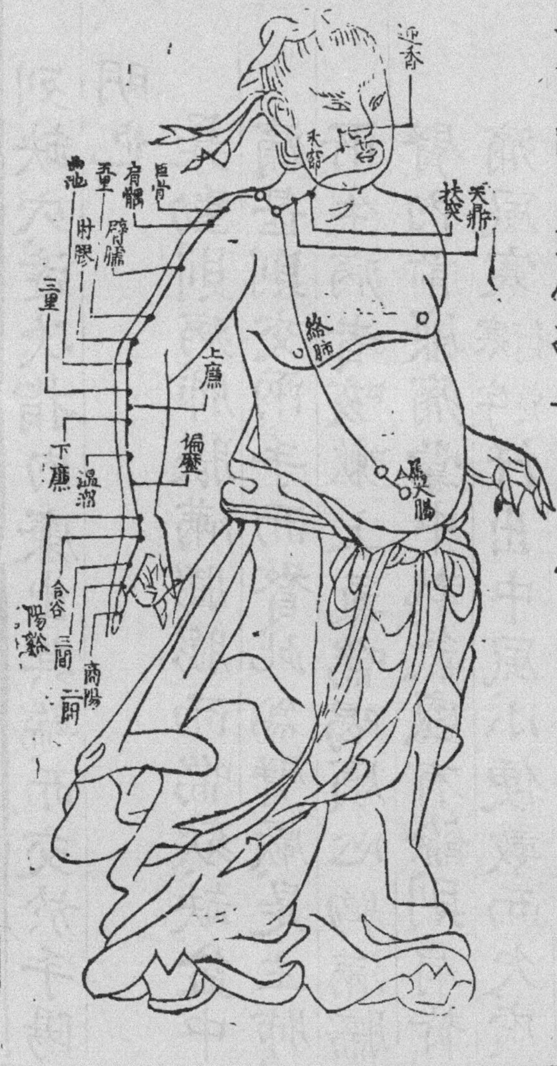

手陽明大腸經穴歌

手陽明。起商陽、二間三間合谷藏陽谿偏歷歷温溜下廉上廉三里長、曲池肘髎迎五里臂臑肩髃巨骨當、天鼎扶突禾髎接終以迎香二十穴

手陽明大腸之經凡二十穴、左右共四十穴。是經氣血俱多

大腸長二丈一尺、廣四寸當臍右迴十六曲

手陽明之脉起於大指次指之端循指上廉

出合谷兩骨之間上入兩筋之中
大指次指大指之次指謂食指也手陽明
大腸經也凡經脉之道陰脉行手足之裏
陽脉行手足之表此經起於大指次指之
端商陽穴受手太陰之交行於陽之分也
由是循指上廉歷二間三間以出合谷兩
骨之間復上入陽谿兩筋之中〇商陽在
手大指次指本節前內側陷中三間在手
大指次指本節後內側陷中合谷在手大

指次指歧骨間陷中陽谿在腕中上側兩筋間陷中

循臂上廉入肘外廉循臑外前廉上肩

自陽谿而上循臂上廉之偏歷溫溜下廉上廉三里入肘外廉之曲池循臑外前廉歷肘髎五里臂臑絡臑會上肩至肩髃穴也○偏歷在腕中後三寸溫溜在腕後小士六寸大士五寸下廉在輔骨下去上廉一寸上廉在三里下一寸三里在曲池下

二寸按之肉起曲池在肘外輔骨屈肘曲
骨之中以手拱胸取之肘髎在肘大骨外
廉陷中五里在肘上三寸行向裏大脉中
央臂臑在肘上七寸臑會見手少陽經手
陽明之絡也肩髃在肩端兩骨間陷者宛
宛中舉臂有空
出髃骨之前廉上出柱骨之會上
肩端兩骨間爲髃肩（肩胛）上際會處爲天柱骨出
髃骨前廉循巨骨穴上出柱骨之會上會

於大椎○巨骨穴在肩端上行兩叉骨間
陷中大椎見督脉手足三陽督脉之會
下入缺盆絡肺下膈屬大腸
自大椎而下入缺盆循足陽明經脉外絡
繞肺藏復下膈當天樞之分會屬於大腸
○缺盆天樞見足陽明經
其支別者從缺盆上頸貫頰入下齒縫中
頭莖爲頸耳以下曲處爲頰口前小者爲
齒其支別者自缺盆上行於頸循天鼎扶

突上貫於頰入下齒縫中○天鼎在頸缺盆直扶突後一寸扶突在氣舍後一寸五分仰而取之又云在人迎後一寸五分

還出挾口交人中左之右右之左上挾鼻孔口脣上鼻柱下爲人中既入齒縫復出夾兩口吻相交於人中之分左脉之右右脉之左上挾鼻孔循禾髎迎香而終以交於足陽明也○人中穴見督脉爲手陽明督脉之會禾髎在鼻孔下挾水溝旁五分迎

香在禾髎上一寸鼻孔旁五分
是動則病齒痛頔腫是主津液所生病者
目黃口乾鼽衄喉痺肩前臑痛大指次指
痛不用氣有餘則當脉所過者熱腫虛則
寒慄不復盛者人迎大三倍於寸口虛者
人迎反小於寸口也

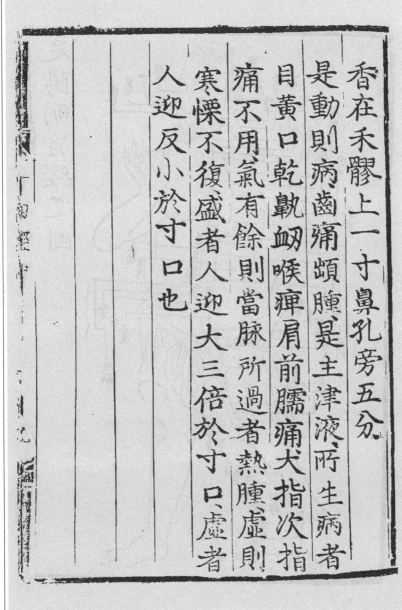

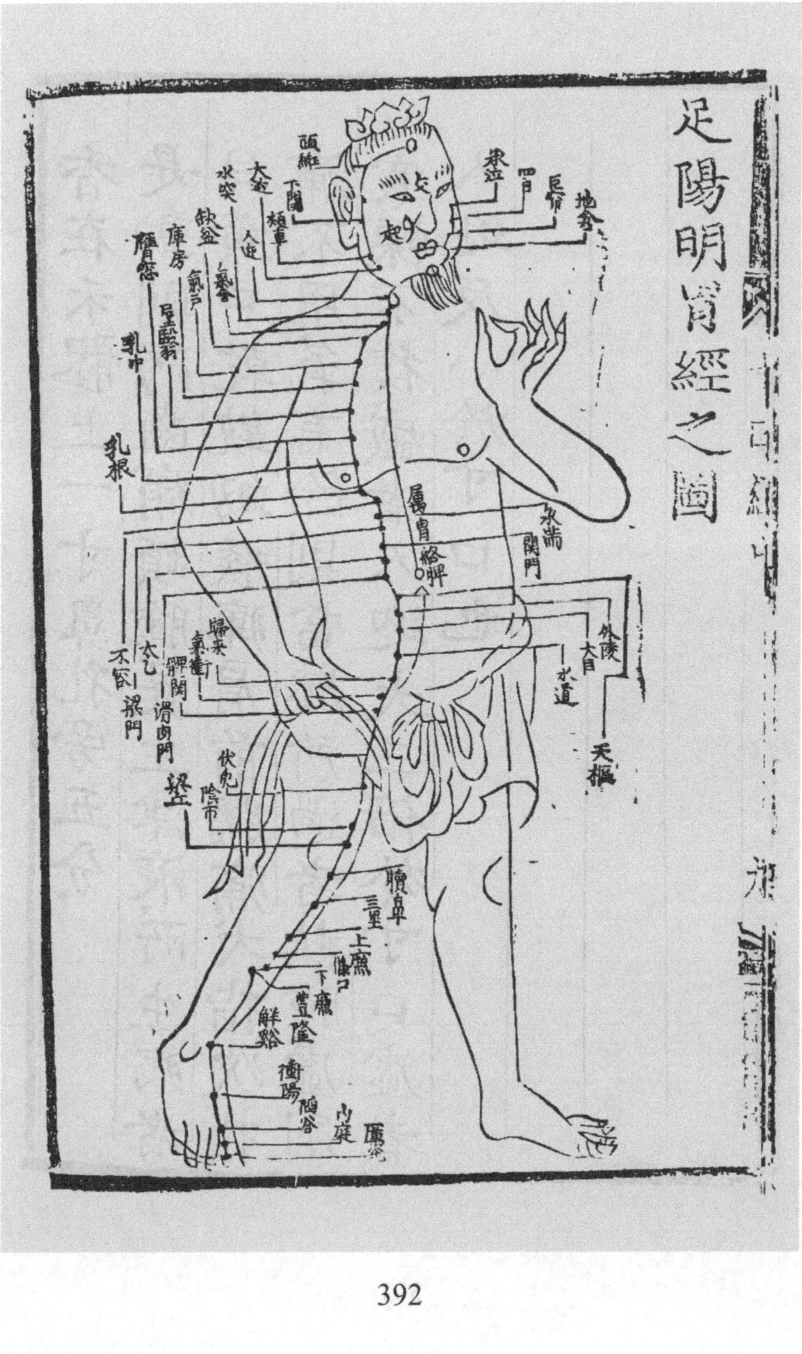
足陽明胃經之圖
頭維
承泣
四白
巨髎
地倉
下關
頰車
大迎
水突
人迎
氣舍
缺盆
氣戶
庫房
屋翳
膺窗
乳中
乳根
屬胃絡脾
承滿
梁門
關門
太乙
不容
滑肉門
外陵
大巨
水道
天樞
歸來
氣衝
髀關
伏兔
陰市
梁丘
犢鼻
三里
上廉
條口
下廉
豐隆
解谿
衝陽
陷谷
內庭
厲兌

足陽明胃經穴歌

四十五穴足陽明承泣四白巨髎經地倉大迎頰車峙下關頭維人迎對水突氣舍連缺盆氣戶庫房屋翳屯膺窻乳中延乳根不容承滿梁門起關門太乙滑肉門天樞外陵大巨存水道歸來氣衝次髀關伏兔走陰市梁丘犢鼻足三里上巨虛連條口位下巨虛與及豐隆解谿衝陽陷谷中内庭厲兌經穴終

足陽明胃之經九十穴，○是經氣血俱多。四十五穴，左右共九

胃大一尺五寸，紆曲屈伸長二尺六寸

足陽明之脉，起於鼻交頞中，旁約太陽之脉，下循鼻外，入上齒中，還出挾口環唇，下交承漿，

頞，鼻莖也，鼻山根爲頞，足陽明起於鼻兩旁迎香穴，由是而上左右相交於頞中，過睛明之分，下循鼻外，歷承泣、四白、巨髎，入上齒中，復出循地倉，挾兩口吻，環繞唇下

左右相交於承漿之分也○迎香手陽明經穴、睛明足太陽經穴、手足太陽少陽足陽明五脉之會、承泣在目下七分直瞳子、四白在目下一寸直瞳子、巨髎在鼻孔房八分直瞳子、地倉挾口吻旁四分、承漿見任脉足陽明任脉之會

郤循頤後下廉出大迎、循頰車、上耳前過客主人、循髮際至額顱

腮下爲頷頷中爲頤顖前爲髮際髮際前

爲頷顱自承漿郤循頤後下廉出大迎循
頰車上耳前歷下關過客主人循髮際行
懸釐頷厭之分經頭維會於額顱之神庭
○大迎在曲頷前一寸三分骨陷中動脉
頰車在耳下曲頰端陷中下關在客主人
下耳前動脉下廉合口有空開口則閉客
主人懸釐頷厭三穴並足少陽經皆手足
少陽陽明之交會頭維在額角髮際本神
旁一寸五分神庭旁四寸五分神庭穴見

督脉足太陽陽明督脉之會
其支别者從大迎前下人迎循喉嚨入缺盆
下膈屬胃絡脾
胸兩旁高處為膺膺上横骨爲巨骨巨骨
上陷中爲缺盆其支别者從大迎前下人
迎循喉嚨歷水突氣舍入缺盆行足少陰
俞府之外下膈當上脘中脘之分屬胃絡
脾○人迎在頸大脉動應手挾結喉旁一
寸五分水突在頸大筋前直人迎下氣

上、氣舍在頸直人迎下、挾天突陷中、缺盆在肩上橫骨陷中、俞府見足少陰經、上脘見任脉足陽明手太陽任脉之會、中脘見任脉、手太陽少陽足陽明所生、任脉之會、

其直行者、從缺盆下乳內廉、下挾臍入氣衝中、

直行者從缺盆、而下下乳內廉、循氣戶庫房屋翳膺窻乳中乳根不容承滿梁門關門太乙滑肉門、下挾臍歷天樞外陵大巨

水道歸來諸穴而入氣衝中也○氣戶在巨骨下俞府旁二寸陷中庫房在氣戶下一寸六分陷中仰而取之屋翳在庫房下一寸六分陷中仰而取之膺窻在屋翳下一寸六分陷中乳中穴當乳是乳根穴在乳下一寸六分陷中仰而取之不容在幽門旁相去各一寸五分承滿在不容下一寸梁門在承滿下一寸關門在梁門下一寸太乙在關門下一寸滑肉門在太乙下

一寸下挾臍天樞在挾臍二寸外陵在天樞下一寸大巨在外陵下一寸水道在大巨下三寸歸來在水道下二寸氣衝一名氣街在歸來下鼠鼷上一寸動脉應手宛宛中自氣戶至乳根去中行各四寸自不容至滑肉門去中行各三寸自天樞至歸來去中行各二寸其支者起胃下口循腹裏下至氣衝中而合胃下口下脘之分難經云太倉下口爲幽門者是也自屬胃處起胃下口循腹裏過

足少陰肓俞之外本經之裏下至氣衝中與前之入氣衝者合

以下髀關抵伏兎下入膝臏中下循骭外廉下足跗入中指外間

抵至也股外爲髀髀前膝上起肉處爲伏兎伏兎後交文爲髀髀關挾膝解中爲臏脛骨爲骭跗足面也既相合氣衝中乃下髀關抵伏兎歷陰市梁丘下入膝臏中經犢鼻下循骭外廉之三里巨虛上廉條口

虛下廉豐隆解谿、下足跗之衝陽陷谷、入中指外間之內庭、至厲兌而終也○髀關在膝上伏兔後交文中一作交分伏兔在膝上、六寸起肉、正跪坐而取之一云、膝蓋上七寸、陰市在膝上三寸伏兔下陷中、拜而取之、梁丘在膝上二寸兩筋間、犢鼻在膝臏下骭骨上骨解大筋中、三里在膝眼下三寸骭骨外大筋內宛宛中、舉足取之極重按之則跗上動脉止矣、巨虛上廉在三里下三寸、舉足取之、條口在下廉上一寸、舉足取之、巨虛下廉在上廉下三寸、舉足取之、豐隆在外踝上八寸、下䯒外廉陷中、別走大陰、解谿在衝陽後一寸五分腕上陷中、衝陽在足跗上五寸骨間動脉、去陷谷三寸、陷谷在足大指次指間本節後陷中、內庭在足大指次指外間陷中、厲兌在足大指次指去爪甲如韭葉、

其支者下膝三寸、而別以下入中指外間、

此支自膝下三寸、循三里穴之外、別行而下入中與前之内庭

厲兌合也、

其支者、別跗上入大指間出其端、

此支自跗上衝陽穴別行入大指間、斜出

足厥陰行間穴之外、循大指下出其端、以

交於足太陰、

是動則病灑灑然振寒、善伸數欠、顏黑、

病至則惡人與火、聞木音則惕然而驚、

心動、欲獨閉戶牖而處、甚則欲上高而

歌棄衣而走賁響腹脹是爲骭厥是主
血所生病者狂瘧温淫汗出鼽衄口喎
唇胗頸腫喉痺大腹水腫膝臏腫痛循
膺乳氣街股伏兔骭外廉足跗上皆痛
中指不用氣盛則身以前皆熱其有餘
於胃則消穀善飢溺色黃氣不足則身
以前皆寒慄胃中寒則脹滿盛者人迎
大三倍於寸口虛者人迎反小於寸口
也

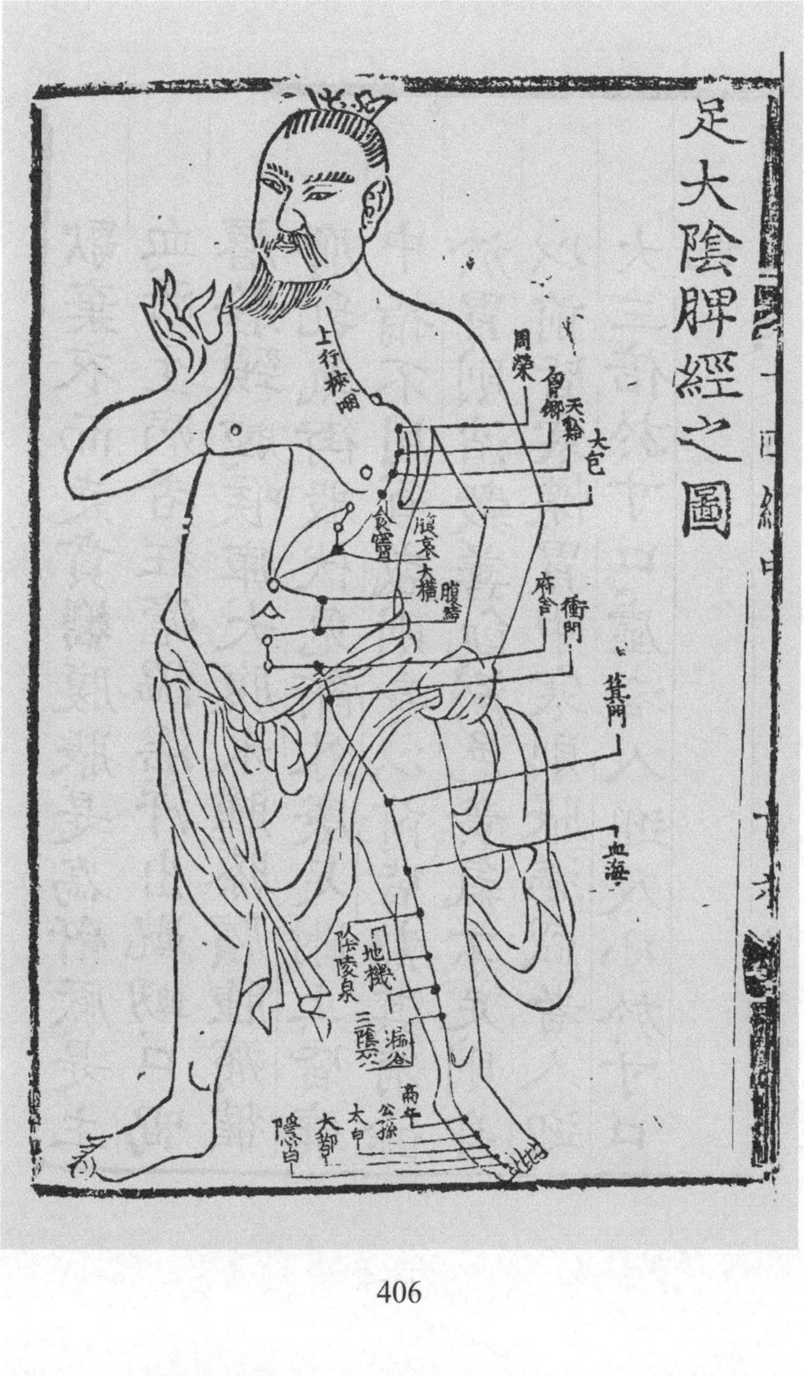
足太陰脾經之圖
上行挾咽
周榮
胸鄉
天谿
大包
食竇
腹哀
大横
腹結
府舍
衝門
箕門
血海
陰陵泉
地機
三陰交
漏谷
商丘
公孫
太白
大都
隱白

足太陰脾經穴歌

二十一穴太陰脾，隱白大都太白隨，公孫商丘三陰交，漏谷地機陰陵坳，血海箕門衝門開，府舍腹結大橫排，腹哀食竇連天谿，胸鄉周榮大包隨。

足太陰脾之經 凡二十一穴，左右共四十二穴。○是經多氣少血

脾廣三寸，長五寸，掩乎太倉，附著於脊之第十一椎。

足太陰之脉，起於大指之端，循指內側白肉

際過覈骨後上內踝前廉

覈骨一作核骨俗云孤拐骨是也足跟後兩旁起骨為踝骨足太陰起大指之端隱白穴受足陽明之交也由是循大指內側白肉際大都穴過核骨後歷太白公孫商丘上內踝前廉之三陰交也○隱白在足大指內側端去爪甲角如韭葉大都在足大指本節後陷中太白在足內側核骨下陷中公孫在足大指本節後一寸別走陽

明商丘在足內踝下微前陷中、三陰交在
內踝上三寸骨下陷中
上腨內循䯒骨後交出厥陰之前、
腨腓腸也由三陰交上腨內循䯒骨後之
漏谷、上行二寸、交出足厥陰經之前至地
機陰陵泉○漏谷在內踝上六寸骨下陷
中地機在膝下五寸、陰陵泉在膝下內側
輔骨下陷中、伸足取之、
上循膝股內前廉、入腹屬脾絡胃、

髀内爲股臍上下爲腹自陰陵泉上循膝股内前廉之血海箕門迤邐入腹經衝門府舍會中極關元復循腹結大横會下脘歷腹哀過日月期門之分循本經之裏下至中脘下脘之際以屬脾絡胃也○血海在膝臏上内廉白肉際二寸中箕門在魚腹上越筋間陰股内動脉中衝門上去大横五寸在府舍下横骨端約中動脉府舍在腹結下三寸中極關元並見任脉皆足

三陰任脉之會腹結在大横下一寸三分大横在腹哀下三寸五分直臍旁下脘見任脉足大陰任脉之會腹哀在日月下一寸五分日月見足少陽經足太陰少陽陽維之會期門見足厥陰經足太陰厥陰陰維之會也衝門府舍腹結大横腹哀去腹中行各四寸半

上膈挾咽連舌本散舌下

咽所以嚥物者居喉之前至胃長一尺六

寸爲胃系也舌本舌根也由腹哀上膈循食竇天谿胸鄉周榮由周榮外曲折向下至大包又自大包外曲折向上會中府上行行人迎之裏挾咽連舌本散舌下而終焉○食竇在天谿下一寸六分舉臂取之天谿在胸鄉下一寸六分仰而取之胸鄉在周榮穴下一寸六分陷中仰而取之周榮在中府下一寸六分陷中仰而取之大包在淵腋下三寸淵腋見足少陽中府見手太陰

經足太陰之會也人迎見足陽明經
其支别者復從胃别上膈注心中
此支由腹哀别行再從胃部中脘穴之外
上膈注於膻中之裏心之分以交於手少
陰〇中脘膻中並任脉穴
是動則病舌本强食則嘔胃脘痛腹脹
善噫得後與氣則快然如衰身體皆重
是主脾所生病者舌本痛體不能動摇
食不下煩心心下急痛寒瘧溏瘕泄水

下黄疸不能卧强立股膝内瘇厥足大指不用盛者寸口大三倍於人迎虚者寸口反小於人迎也

手少陰心經之圖

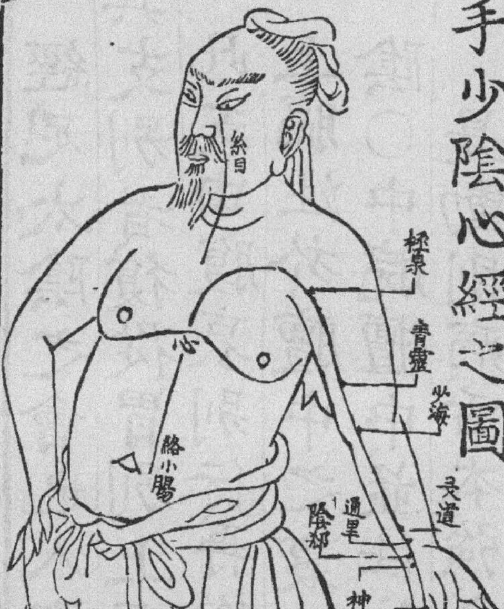

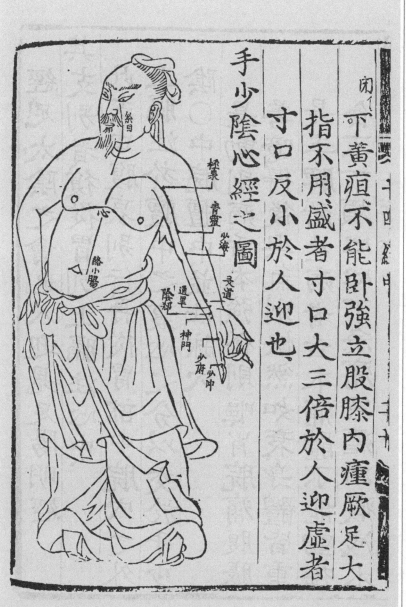

手少陰心經穴歌

九穴手少陰極泉青靈少海深靈道通里陰郄邃神門少府少衝尋

手少陰心之經九穴左右共十八穴○是經多氣少血

心形如未敷蓮花居肺下膈上附着於脊之第五椎

手少陰之脉起於心中出屬心系下膈絡小腸

心系有二一則上與肺相通而入肺兩大

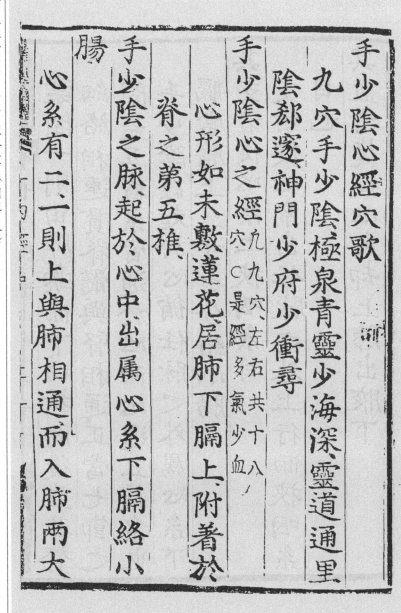

葉間、一則由肺葉而下、曲折向後並脊膂細絡相連貫脊髓與腎相通正當七節之間蓋五藏系皆通於心、而心通五藏系也

手少陰經起於心循任脉之外屬心系下膈當臍上二寸之分絡小腸

其支者從心系上挾咽系目

支者從心系出任脉之外上行而挾咽系目也

其直者復從心系却上肺出腋下

直者復從心系直上，至肺藏之分，出循腋下，抵極泉也，穴在臂內腋下筋間動脉入胸
下循臑內後廉，行太陰心主之後，下肘內廉
自極泉下循臑內後廉，行太陰心主兩經之後，歷青靈穴，下肘內廉，抵少海○青靈在肘上三寸，舉臂取之，少海在肘內大骨外，去肘端五分
循臂內後廉，抵掌後兌骨之端，入掌內廉循

小指之内出其端
腕下踝爲銳骨自少海而下循臂内後廉
歷靈道通里至掌後　骨之端經陰郄神
門入掌内廉至少府循小指端之少衝而
終以交於手太陽也心爲君主之官示尊
於它藏故其交經授受不假於支别云（
靈道在掌後一寸五分通里在腕後一寸
陷中陰郄在掌後脉中去腕五分神門在
掌後　骨之端陷者中少府在手小指本

節後陷中直勞宮、少衝在手小指内廉端去爪甲如韭葉

是動則病嗌乾心痛渴而欲飲是爲臂厥、是主心、所生病者目黄脇痛臑臂内後廉痛厥掌中熱痛、盛者寸口大再倍於人迎、虚者寸口反小於人迎也

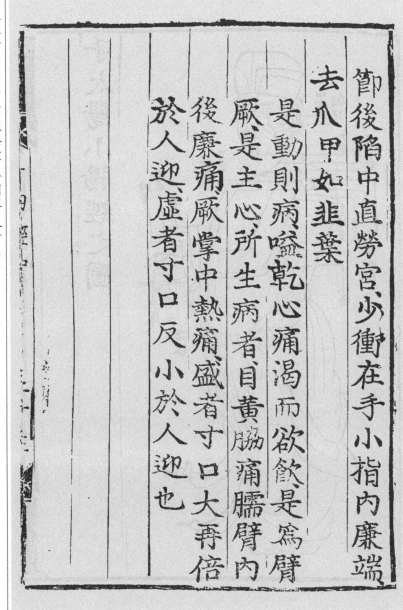

手太陽小腸經之圖

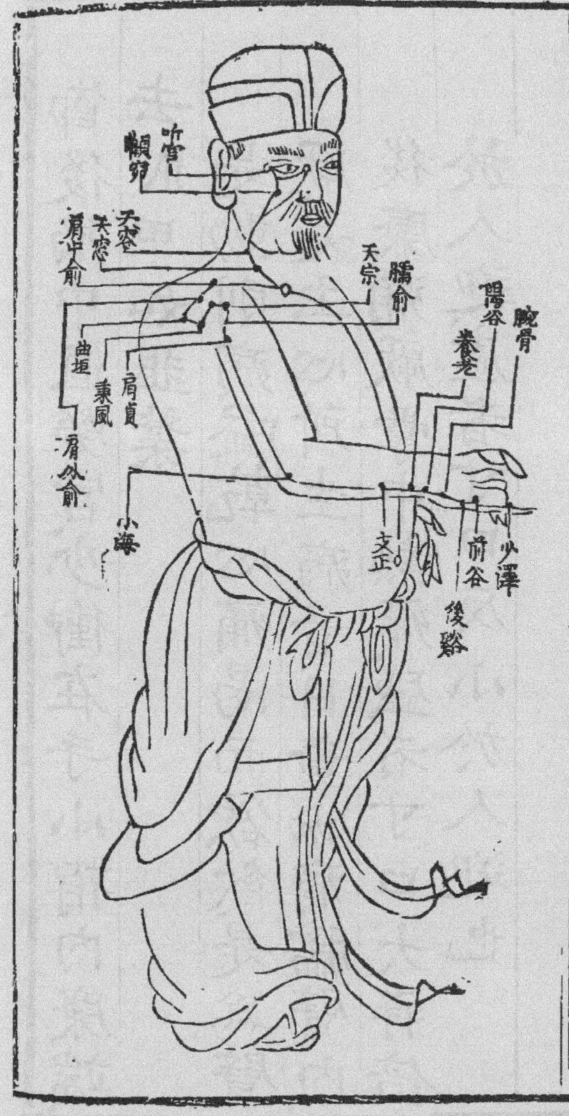

手太陽小腸經歌

手太陽穴一十九、少澤前谷後谿過、腕骨陽谷可養老、支正小海肩貞走、臑俞天宗及秉風、曲垣肩外復肩中、天窻天容上顴髎、却入耳中循聽宮

手太陽小腸之經 凡十九穴、左右共三十八穴。○是經多血少氣

小腸長三丈二尺、左回疊積十六曲、胃之下口、小腸上口也、在臍上二寸、水穀於是入焉腹一寸為水分穴、則小腸

下口也，至是而泌别清濁，水液入膀胱，滓穢入大腸云

手太陽之脉，起於小指之端，循手外側，上腕出踝中

臂骨盡處爲腕，腕下鋭骨爲踝，本經起小指端，少澤穴由是循手外側之前谷、後谿上腕，出踝中，歷腕骨、陽谷、養老穴也○少澤在手小指外側端，去爪甲角一分陷中，前谷在手小指外側本節前陷中，後谿在

手小指外側本節後陷中腕骨在手外側腕前起骨下陷中陽谷在手外側腕中兑骨下陷中養老在手踝骨上一空在腕後一寸陷中出肘內側兩骨之間上循臑外後廉別本訛直上循臂骨下廉出肩解繞肩胛交肩上脊兩旁爲膂膂上兩角爲肩解肩解下成片骨爲肩胛髆一名自養老穴直上循臂骨下廉支正穴出肘內側兩骨之間歷小海穴上循臑外後廉行手陽明少陽之外上

肩循肩貞臑俞天宗秉風曲垣肩外俞肩中俞諸穴乃上會大椎因左右相交於兩肩之上○支正在腕後五寸小海在肘內大骨外去肘端五分陷中肩貞在肩曲胛下兩骨解間肩髃後陷中臑俞在挾肩髎（手少陽穴）後大骨下胛上廉陷中天宗在秉風後大骨下陷中秉風在天髎外肩上小髃後舉臂有空曲垣在肩中央曲胛陷中按之應手痛肩外俞在肩胛上廉去脊三寸

陷中肩中俞在肩胛内廉去脊二寸陷中
大椎見督脉手足三陽督脉之會
入缺盆絡心循咽下膈抵胃屬小腸
自交肩上入缺盆循肩向腋下行當膻中
之分絡心循胃系下膈過上脘中脘抵胃
下行任脉之外當臍上二寸之分屬小腸
膻中上脘中脘並見任脉會穴也
其支者別從缺盆循頸上頰至目鋭眥却入
耳中

目外角爲鋭眥支者別從缺盆循頸之天窻天容上頰抵顴髎上至目鋭眥過瞳子髎却入耳中循聽宮而終也○天窻在頸大筋前曲頰下扶突後動脉應手陷中天容在耳曲頰後顴髎在面頄骨下廉兊骨端陷中瞳子髎足少陽經穴聽宮在耳中珠子大如赤小豆

其支者別頰上䪼抵鼻至目内眥

目下爲頔目大角爲内眥其支者別循頰

上頞抵鼻至目内眥睛明穴以交於足太陽也睛明足太陽經穴
是動則病嗌痛頷腫不可回顧肩似拔臑似折是主液所生病者耳聾目黄頰腫頸頷肩臑肘臂外後廉痛盛者人迎大再倍於寸口虚者人迎反小於寸口也

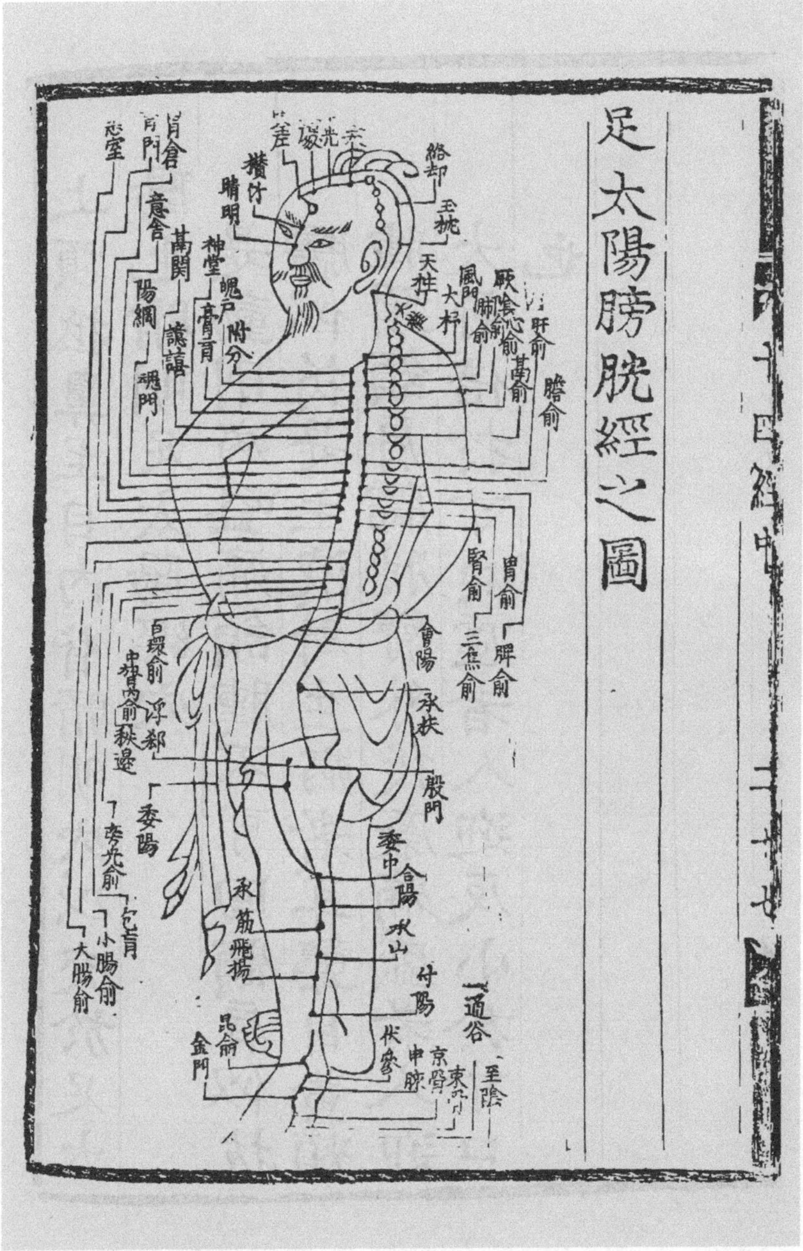
足太陽膀胱經之圖
睛明
攢竹
絡却
玉枕
天柱
風門
大杼
肺俞
心俞
肝俞
膈俞
膽俞
腎俞
胃俞
脾俞
三焦俞
會陽
承扶
殷門
委中
合陽
承山
跗陽
通谷
至陰
京骨
申脈
僕參
崑崙
金門
飛揚
承筋
委陽
浮郄
秩邊
白環俞
大腸俞
小腸俞
附分
神堂
膏肓
譩譆
魂門
陽綱
意舍
志室

足太陽膀胱經穴歌

足太陽。六十三，睛明攢竹曲差參，五處承光上通天，絡却玉枕天柱嶄，大杼風門引肺腧厥陰心腧鬲腧注，肝腧膽腧脾腧全胃腧三焦腎腧中，大腸小腸膀胱腧，中膂白環兩腧輸，自從大杼至白環，相去脊中三寸間，上髎次中復下髎。會陽承扶殷門亞浮郄委陽委中罅髆內挾脊附分當，太陽行背第三行，䰟戶膏肓與神堂，譩譆鬲關魂門旁陽綱意舍仍胃倉肓門志室胞之肓二十椎下秩邊藏合膕以下合陽是承筋承山居其次飛陽付陽泊崐崙僕參中脉連金門京骨束骨交通谷小指外側至陰續

足太陽膀胱之經凡六十三穴左右共一百二十六穴○是經多血少氣

膀胱重九兩二銖縱廣九寸居腎下之前大腸之側當臍上一寸水分穴之處

小腸下口、乃膀胱上際也、水液由是滲入焉

足太陽之脉、起於目内眥、上額交巔上

目大角爲内眥髮際前爲額、腦上爲巔顛

頂也、足太陽起目内眥睛明穴、上額循攢

竹過神庭歷曲差五處承光通天、自通天

斜行左右、相交於巔上之百會也〇睛明

在目内眥攢竹在眉頭陷中、神庭見督脉

足太陽督脉之會也、曲差在神庭傍一寸

五分、入髮際五處挾上星傍一寸五分、承光在五處後一寸五分、通天在承光後一寸五分、百會見督脉、足太陽督脉之交會也

其支别者從巔至耳上角

支别者從巔之百會抵耳上角過率谷浮白竅陰穴、所以散養於經脉也、率谷浮白竅陰三穴見足少陽經、足太陽少陽之會也

其直者從巔入絡腦還出别下項

腦頭髓也頸上腦後爲項此直行者由通天穴後循絡却玉枕入絡腦復出下項抵天柱也○絡却在通天後一寸五分玉枕在絡却後一寸五分挾腦戶傍一寸三分枕骨上入髪際上三寸腦戶督脉穴足太陽督脉之會天柱在頸大筋外㢘挾項髮際陷中

循肩髆內挾脊抵腰中入循膂絡腎屬膀胱

肩髃之下爲肩髆椎骨爲脊尻上橫骨爲腰挾脊爲膂自天柱而下過大椎陶道却循肩髆內挾脊兩旁下行歷大杼風門肺腧厥陰腧心腧膈腧肝腧膽腧脾腧胃腧三焦腧腎腧大腸腧小腸腧膀胱腧中膂內腧白環腧由是抵腰中入循膂絡腎下屬膀胱也○大椎見督脉手足三陽督脉之會陶道見督脉足太陽督脉之會大杼在項後第一椎下風門在第二椎下肺腧

在第三椎下厥陰腧在第四椎下心腧在第五椎下膈腧在第七椎下肝腧在第九椎下膽腧在第十椎下正坐取之脾腧在第十一椎下胃腧在第十二椎下三焦腧在第十三椎下腎腧在第十四椎下與臍平大腸腧在第十六椎下小腸腧在第十八椎下膀胱腧在第十九椎下中膂內腧在第二十椎下挾脊起肉白環腧在第二十一椎下伏而取之自杼至白環腧諸穴

並背部第二行相去脊中各一寸五分

其支别者從腰中下貫臀入膕中

臀尻也、挾腰髖骨兩旁爲機、機後爲臀髀

陽上膝後曲處爲膕、其支别者從腰中循腰

髁下挾脊歷上髎次髎中髎下髎、按腰髁即腰監骨、人脊骨有二十一節、自十六椎節而下爲腰監骨、挾脊附著之處、其十七至二十、凡四椎腰監骨所揜附而入窌穴、則挾脊第一二空云云也、會陽在尾髎骨兩旁、則二十一椎乃復見而終焉、又按督脉當脊中起於長強、在二十一椎下、等而上之、至第十六椎下爲陽關穴、其二十椎〻十七椎、皆無穴、乃知爲腰監下所揜明矣

會陽下貫臀至承扶殷門浮郄委陽入膕
中之委中穴也○上髎在第一空腰髁下
一寸挾脊陷中、次髎在第二空挾脊陷中、
中髎在第三空挾脊陷中、下髎在第四空
挾脊陷中、會陽在尾髎骨兩旁、承扶在尻
臀下股陰上紋中、殷門在肉郄下六寸、浮
郄在委陽上一寸、展膝得之、委陽在承扶
下六寸、屈身取之、足太陽之後、出於膕中
外廉兩筋間、委中在膕中央約文中動脈、

其支别者、從髆內左右别下貫胂挾脊內過髀樞

膂肉曰胂、夾脊肉也、其支者爲挾脊兩旁第三行、相去各三寸之諸穴。自天柱而下從髆內左右别行下、貫胂膂歷附分魄戶膏肓神堂譩譆膈關魂門陽綱意舍胃倉肓門志室胞肓秩邊、下歷尻臀過髀樞也股外爲髀、楗骨之下爲髀樞）附分在第二椎下、附項內廉、魄戶在第三椎下、膏肓

在第四椎下，近五椎上，取穴時令人正坐曲脊，伸兩手，以臂着膝前，令正直，手大指與膝頭齊，以物支肘，毋令臂動摇。神堂在第五椎下。譩譆在肩髆内廉，挾第六椎下。膈關在第七椎下，正坐闊肩取之。魂門在第九椎下。陽綱在第十椎下。意舍在第十一椎下。胃倉在第十二椎下。肓門在第十三椎下。乂肋間。志室在第十四椎下，並正坐取之。胞肓在第十九椎下。秩邊在第二

十椎下，並伏而取之
循髀外後廉下合膕中，以下貫腨內出外踝
之後，循京骨至小指外側端
腨腓腸也，循髀外廉髀樞之裏承扶之外
一寸五分之間而下與前之入膕中者相
合下行循合陽穴下貫腨內歷承筋承山
飛陽附陽出外踝後之崑崙僕參申脉金
門循京骨束骨通谷至小指外側端之至
陰穴以交於足少陰也○合陽在膝約文

中央下三寸承筋在腨腸中央陷中承山在兌腨腸下分肉間飛陽在外踝上七寸附陽在外踝上三寸崐崙在外踝後跟骨上陷中僕參在跟骨下陷中拱足取之申脉在外踝下陷中容爪甲白肉際金門在外踝下京骨在足外側大骨下赤白肉際陷中束骨在足小指外側本節後陷中通谷在足小指外側本節前陷中至陰在足小指外側去爪甲角如韭葉

是動則病衝頭痛目似脱項似抜脊痛腰似折髀不可以曲膕如結腨如裂是爲踝厥是主筋所生病者痔瘧狂癲疾頭顖項痛目黄淚出鼽衄項背腰尻膕腨脚皆痛小指不用盛者人迎大倍於寸口虚者人迎反小於寸口也

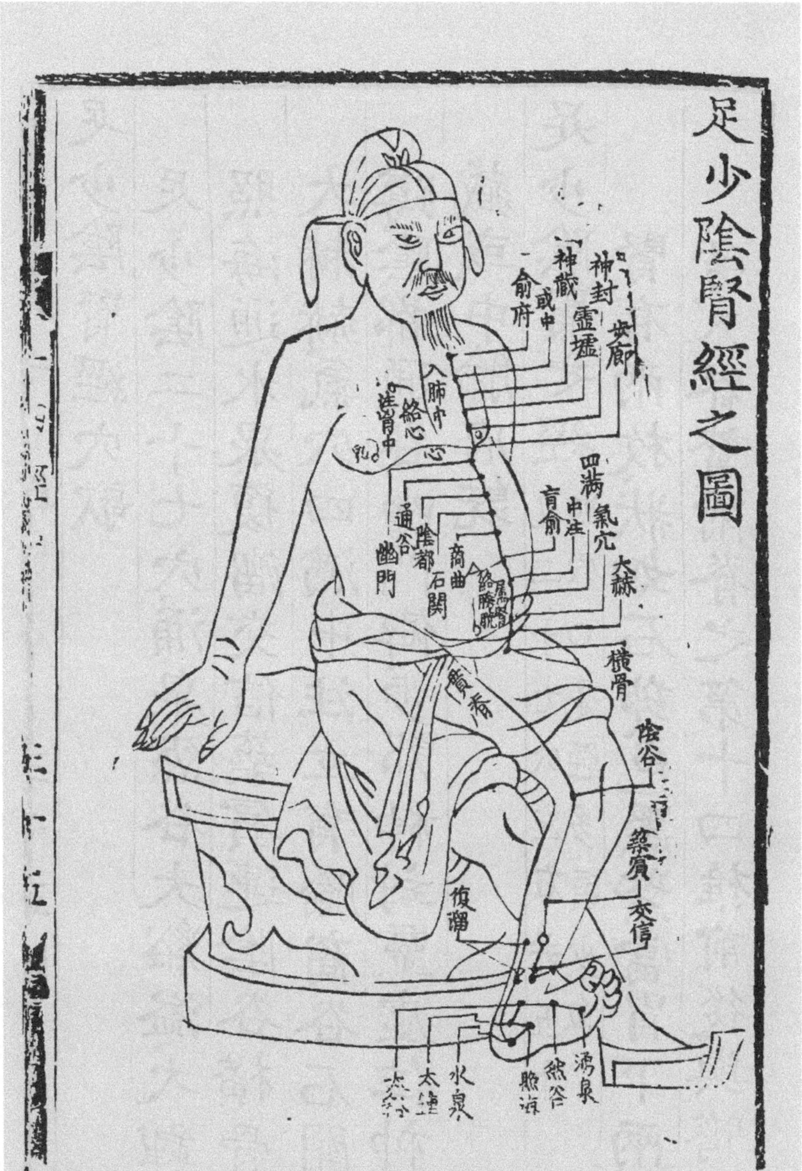
足少陰腎經之圖
神封
神藏
彧中
俞府
靈墟
步廊
入肺中
絡心
注胸中
心
四滿
氣穴
中注
肓俞
通谷
陰都
幽門
商曲
石關
屬腎絡膀胱
大赫
橫骨
貫脊
陰谷
築賓
交信
復溜
湧泉
然谷
照海
水泉
太鍾
太谿

足少陰腎經穴歌

足少陰二十七穴，涌泉然谷大谿溢，大鍾照海通水泉，復溜交信築賓連，陰谷橫骨大赫赫，氣穴四滿中注立，肓腧商谷石關蹲，陰都通谷幽門僻，步郎神封靈虛位，神藏或中腧府既

足少陰腎之經 凡二十七穴，左右共五十四穴。○是經多氣少血

腎有兩枚，狀如石卵，色黑紫，當胃下兩旁，入脊膂，附脊之第十四椎，前後與臍

平直

足少陰之脉起於小指之下斜趣足心

趣向也足少陰起小指之下斜向足心之湧泉穴在足心陷中屈足捲指宛宛中

出然谷之下循内踝之後別入跟中上腨内出膕内廉

跟足跟也由湧泉轉出足内踝然谷穴下循内踝後太谿穴別入跟中之太鐘照海水泉乃折自太鐘之外上循内踝行厥陰

太陰之後經復溜交信過三陰交上腨内
循築賓出膕内廉抵陰谷也○然谷在足
内踝前大骨下陷中太谿在足内踝後跟
骨上動脉陷中太鍾在足跟後衝中照海
在足内踝下水泉在太谿下一寸内踝下
復溜在足内踝上二寸動脉陷中交信在
足内踝上二寸少陰前太陰後三陰交穴
見足太陰足三陰之交會也築賓在足内
踝上腨分中陰谷在膝内輔骨後大筋下

小筋上按之應手屈膝乃得之
上股内後廉貫脊屬腎絡膀胱
由陰谷上股内後廉貫脊會於脊之長強
穴還出於前循橫骨大赫氣穴四滿中注
肓俞當肓俞之所臍之左右屬腎下臍下
過關元中極而絡膀胱也○長強見督脉
足少陰少陽所結會督脉別絡也橫骨在
大赫下一寸肓俞下五寸千金云在陰上橫骨中宛曲如却月中央是大赫在氣穴下一寸氣穴在四滿

下一寸四滿在中注下一寸氣海旁一寸
中注在肓俞下一寸肓俞在商曲下一寸
去臍旁五分自横骨至肓俞攷之資生經
去中行各一寸半關元中極並任脉穴足
三陰任脉之會

其直者從腎上貫肝膈入肺中循喉嚨挾舌
本

其直行者從肓俞屬腎處上行循商曲石
關陰都通谷諸穴貫肝上循幽門上膈歷

步廊入胸中循神封靈墟神藏彧中俞府而上循喉嚨並人迎挾舌本而終也○商曲在石關下一寸石關在陰都下一寸陰都在通谷下一寸通谷在幽門下一寸幽門挾巨闕旁各五分商曲至通谷去腹中行各五分步廊在神封下一寸六分陷中神封在靈墟下一寸六分陷中靈墟在神藏下一寸六分陷中神藏在彧中下一寸六分陷中彧中在俞府下一寸六分陷中

俞府在巨骨下璇璣旁二寸陷中自步廊
至彧中去胸中行各二寸並仰而取之人
迎穴見足陽明經
其支者從肺出絡心注胸中
兩乳間為胸中。支者自神藏别出遶心注
胸之膻中。以交於手厥陰也
是動則病。飢不欲食面黑如地色。欬唾
則有血。喝喝而喘。坐而欲起。目䀮䀮如
無所見。心如懸若飢狀。氣不足則善恐

心惕惕如人將捕之是謂骨厥是主腎
所生病者口熱舌乾咽腫上氣嗌乾及
痛煩心心痛黃疸腸澼脊臂股内後廉
痛痿厥嗜卧足下熱而痛盛者寸口大
再倍於人迎虚者寸口反小於人迎也

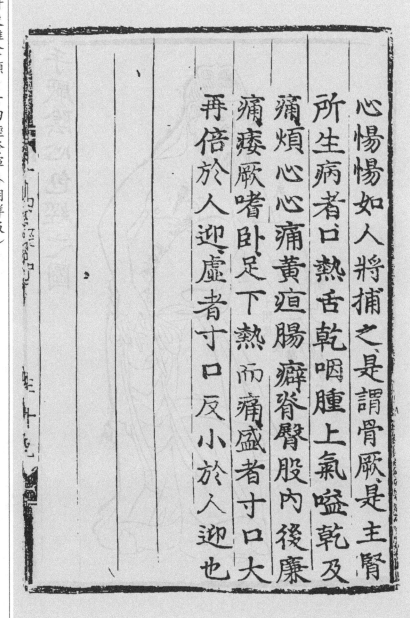

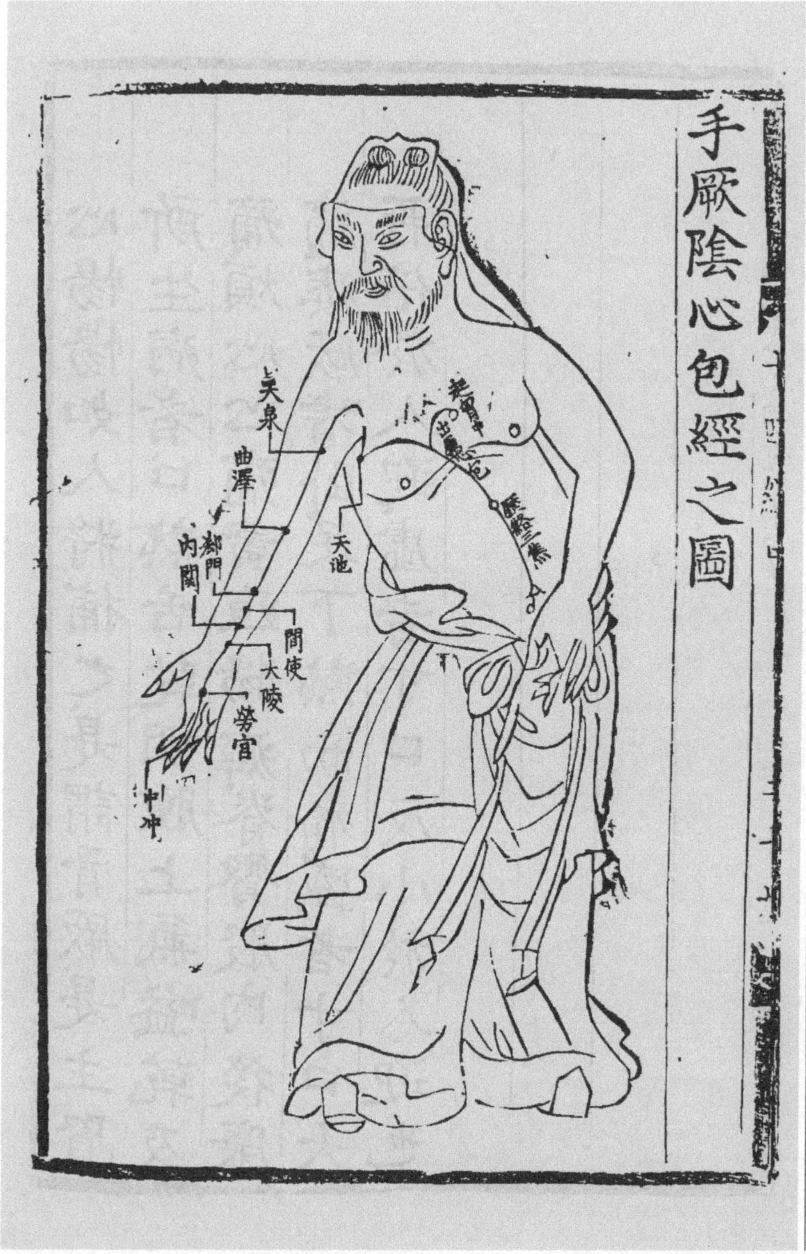
手厥陰心包經之圖
天泉
曲澤
郄門
内關
間使
大陵
勞宮
中冲
天池

手厥陰心包經穴歌

九穴心包手厥陰，天池天泉曲澤深，郄門間使內關對，大陵勞宮中衝備。

手厥陰心包之經凡九穴，左右共十八穴。○是經多血少氣

心包一名手心主，以藏象校之，在心下橫膜之上，豎膜之下，與橫膜相粘，而黃脂漫裹者，心也。其漫脂之外，有細筋膜如絲，與心肺相連者，心包也。或問手厥陰經曰心主，又曰心包絡，何也？曰君火

以名，相火以位，手厥陰代君火行事，以用而言，故曰手心主，以經而言則曰心包絡，一經而二名，實相火也

手厥陰之脉，起於胸中，出屬心包，下膈，歷絡三焦

手厥陰受足少陰之交，起於胸中，出屬心包，由是下膈，歷絡於三焦之上脘、中脘及臍下一寸下焦之分也

其支者，循胸出脇，下腋三寸，上抵腋下，下循

臑内行太陰少陰之間入肘中
脇上際爲腋自屬心包上循胸出脇下腋
三寸天池穴上行抵腋下下循臑内之天
泉穴以介乎太陰少陰兩經之中間入肘
中之曲澤也○天池在腋下三寸乳後一
寸着脇直腋撅肋間天泉在曲腋下去臂
二寸舉臂取之曲澤在肘内廉下陷中屈
肘得之
下臂行兩筋之間入掌中循中指出其端

由肘中下臂行臂兩筋之間循郄門間使內關太陵入掌中勞宮穴循中指出其端之中衝云○郄門在掌後去腕五寸間使在掌後三寸兩筋間陷中內關在掌後去腕二寸太陵在掌後兩筋間陷中勞宮在掌中央屈無名指取之資生經云屈中指以今觀之莫若屈中指無名指兩者之間取之爲允中衝在手中指端去爪甲如韭葉陷中

其支别者從掌中循小指次指出其端

小指次指無名指也自小指逆數之則爲次指云支别者自掌中勞宫穴别行循小指次指出其端而交於手少陽也

是動則病手心熱臂肘攣急腋腫甚則胸脇支滿心中澹澹大動面赤目黄喜笑不休是主脉所生病者煩心心痛掌中熱盛者寸口大一倍於人迎虚者寸口反小於人迎也

手少陽三焦經之圖

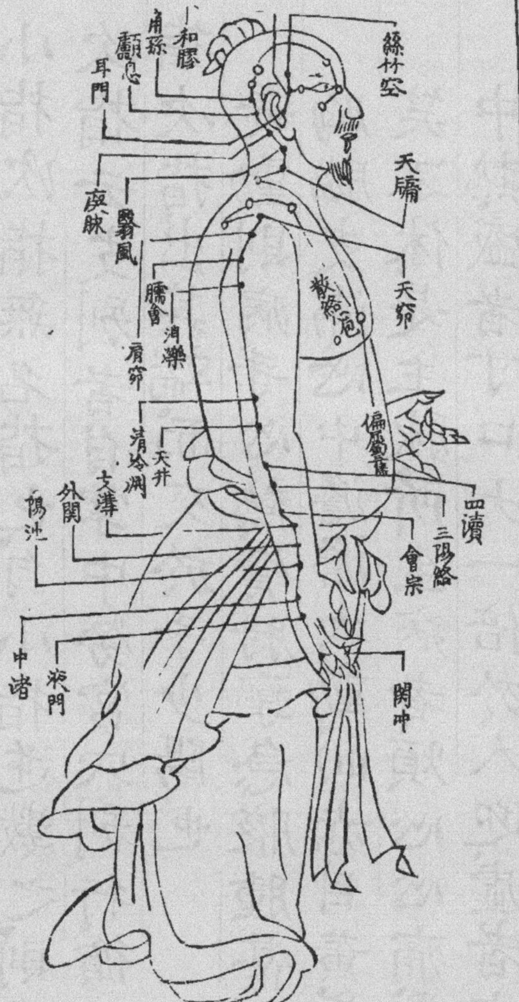

手少陽三焦經穴歌

二十三穴手少陽、關衝液門中渚旁、陽池外關支溝會、會宗三陽四瀆配、天井合去青冷淵消濼臑會肩髎偏、天髎天牖全翳風瘈脉顱息角、孫通耳門禾髎絲竹空

手少陽三焦之經 凡二十三穴、左右共四十六穴○是經多氣少血

三焦者水穀之道路、氣之所終始也、上焦在心下下膈在胃上口、其治在膻中、直兩乳間陷者中、中焦在胃中脘當臍

上四寸不上不下其治在臍旁下焦當
膀胱上口其治在臍下一寸
手少陽之脉起於小指次指之端上出次指
之間循手表腕出臂外兩骨之間上貫肘
臂骨盡處爲腕臑盡處為肘手少陽起小
指次指端關衝穴上出次指之間歷液門
中渚循手表腕之陽池出臂外兩骨之間
循外關支溝會宗三陽絡四瀆乃上貫肘
抵天井穴也（關衝在手小指次指之端

去爪甲如韭葉液門在手小指次指間陷中中渚在手小指次指本節後間陷中陽池在手表腕上陷中外關在腕後二寸陷中別走手心主支溝在腕後三寸兩骨間陷中會宗在腕後三寸空中一寸三陽絡在臂上大交脉支溝上一寸四瀆在肘前五寸外廉陷中天井在肘外大骨後上一寸兩筋間陷中屈肘得之甄權云曲肘後一寸叉手按膝頭取之兩筋骨罅

循臑外上肩交出足少陽之後入缺盆交膻中散絡心包下膈偏屬三焦

肩肘之間髆下對腋處爲臑從天井上行循臂臑之外歷清泠淵消濼行手太陽之裏陽明之外上肩循臑會肩髎天髎交出足少陽之後過秉風肩井下入缺盆復由足陽明之外而交會於膻中散布絡繞於心包乃下膈當胃上口以屬上焦於中脘以屬中焦於陰交以屬下焦也○清泠淵

在肘上二寸伸肘舉臂取之消濼在肩下
臂外間腋斜肘分下行臑會在肩前廉去
肩頭三寸肩髎在肩端臑上舉臂取之天
髎在肩缺盆中上毖骨之際陷中秉風見
手太陽經手足少陽手太陽陽明之會肩
井見足少陽經手足少陽陽維之會缺盆
足陽明經穴膻中見任脉心包相火用事
之分也中脘陰交見任脉三焦之募任脉
所發也

其支者從膻中上出缺盆上項挾耳後直上出耳上角以屈下頰至䪼

腦戶後為項目下為䪼其支者從膻中而上出缺盆之外上項過大椎循天牖上挾耳後經翳風瘈脉顱息直上出耳上角至角孫過懸釐頷厭及過陽白睛明屈曲下頰至䪼會顴髎之分也〇大椎見督脉手足三陽督脉之會天牖在頸大筋外缺盆上天窻後天窻後資生經作天容後天柱前完骨下髮

際上懸釐　厭見足少陽經手足陽明少陽之交會也翳風在耳後尖角陷中按之引耳中痛瘈脉在耳本後雞足青脉中顱息在耳後青脉中角孫在耳郭中間上開口有空陽白見足少陽經手足陽明少陽之會睛明見足太陽經顴髎見手太陽經手少陽太陽之會也

其支者從耳後入耳中却出至目鋭眥

此支從耳後翳風穴入耳中過聽宫歷耳

門和髎却出至目銳眥會瞳子髎循絲竹空而交於足少陽也○聽宮見手太陽經手足少陽手太陽三脉之會耳門在耳前起肉當耳缺中和髎在耳前兌髮下橫動脉瞳子髎見足少陽經手太陽手足少陽之會絲竹空在眉後陷中

是動則病耳聾渾渾焞焞嗌腫喉痺是主氣所生病者汗出目銳眥痛頰痛耳後肩臑肘臂外皆痛小指次指不用盛

者人迎大一倍於寸口虛者人迎反小
於寸口也

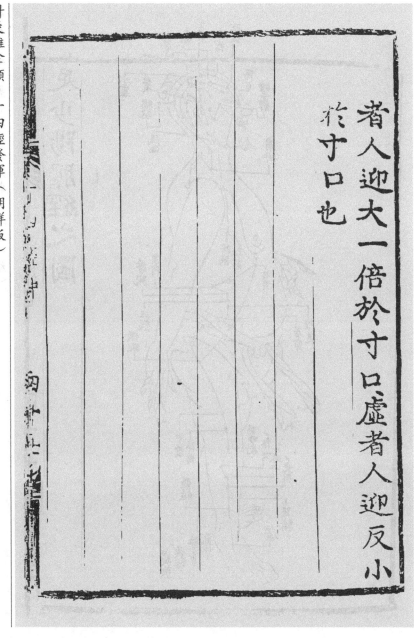

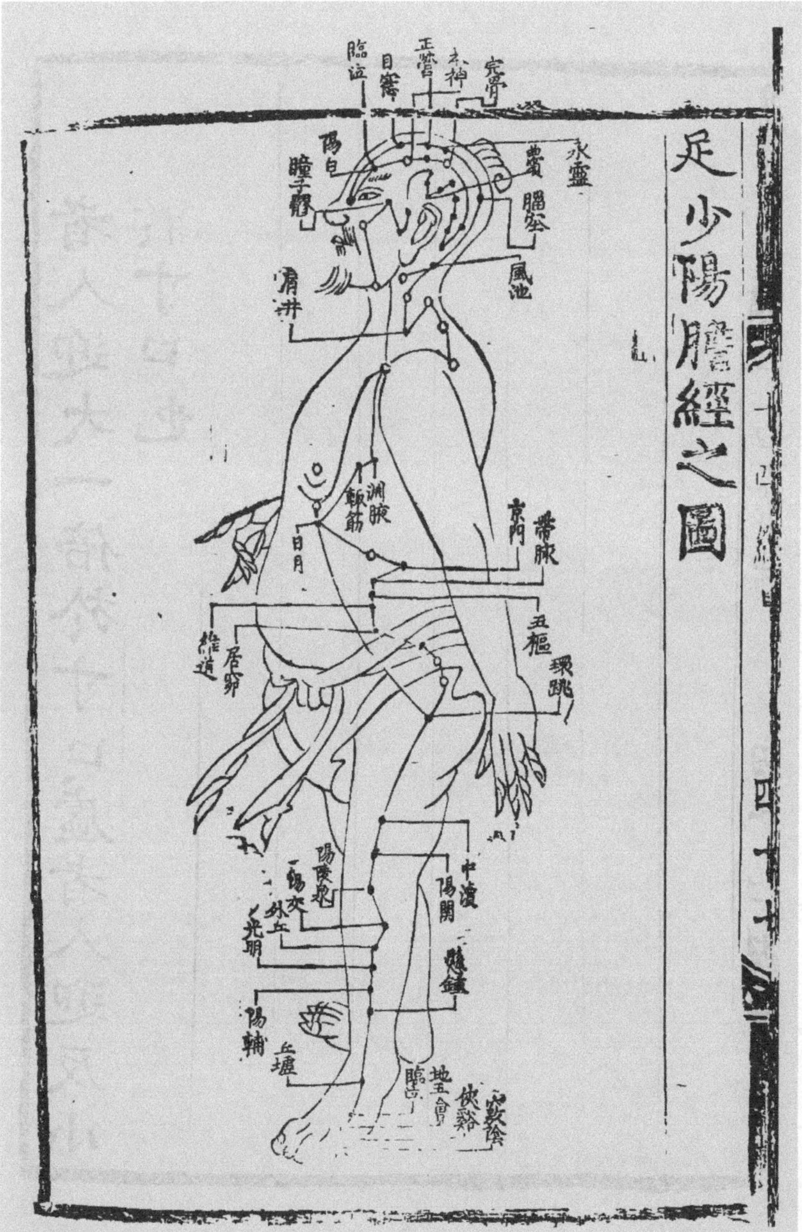
足少陽膽經之圖
臨泣
目窗
正營
完骨
陽白
瞳子髎
承靈
腦空
風池
肩井
淵腋
輒筋
日月
京門
帶脈
五樞
維道
居髎
環跳
中瀆
陽關
陽陵泉
陽交
外丘
光明
懸鍾
陽輔
丘墟
臨泣
地五會
俠谿
竅陰

足少陽膽經穴歌

小陽足經瞳子髎四十三穴行迢迢聽會客主頷厭集懸顱懸釐曲鬢翹率谷天衝浮白次竅陰完骨本神企陽白臨泣開目窗正營承靈及腦空風池肩井淵液長輒筋日月京門當帶脉五樞維道續居髎環跳下中瀆陽關陽陵復陽交外丘光明陽輔高懸鍾丘墟足臨泣地五俠谿竅陰畢此經頭部自瞳子髎至風池凡二十穴作

三折向外而行、始瞳子髎至完骨、是一折
又自完骨外折上至陽白、會睛明、是一折
又自睛明上行循臨泣風池、是一折、緣其
穴曲折外多離爲科牽、故此作一、至二十
次第以該之、一瞳子髎、二聽會、三客主人、
四頷厭、五懸顱、六懸釐、七曲鬢、八率谷、九
天衝、十浮白、十一竅陰、十二完骨、十三本
神、十四陽白、十五臨泣、十六目窻、十七正
營、十八承靈、十九腦空、二十風池

足少陽膽之經凡四十三穴，左右共八十六穴○是經多氣少血

膽在肝之短葉間，重三兩三銖，包精汁三合。

足少陽之脉，起於目鋭眥，上抵角，下耳後，

足少陽經起目鋭眥之瞳子髎，於是循聽會、客主人，上抵頭角，循頷厭，下懸顱、懸釐，由懸釐外循耳上髮際，至曲鬢、率谷，由率谷外折下耳後，循天衝、浮白、竅陰、完骨，又自完骨外折上過角孫，循本神，過曲差，下

至陽白會睛明復從睛明上行循臨泣目窗正營承靈腦空風池云◯瞳子髎在目外眥五分聽會在耳前陷中上關下一寸動脉宛宛中張口得之客主人在耳前起骨上廉開口有空動脉宛宛中頷厭在曲周下顳顬（一名腦空）上廉懸顱在曲周上顳顬中懸釐在曲周上顳顬下廉曲鬢在耳上髮際曲隅陷中鼓頷有孔率谷在耳上如前三分入髮際一寸五分陷者宛宛中天

衝在耳後髮際二寸，耳上如前三分。浮白在耳後入髮際一寸。竅陰在完骨上，枕骨下，摇動有空。完骨在耳後入髮際四分。角孫見手少陽經。手足少陽之會。本神在曲差旁一寸五分，入髮際四分。曲差見足太陽經。陽白在眉上一寸，直瞳子。睛明見足太陽經。手足太陽、少陽、足陽明五脉之會。臨泣在目上直入髮際五分陷中。目窻在臨泣後一寸。正營在目窻後一寸。承靈在正

營後一寸五分腦空在承靈後一寸五分挾玉枕骨下陷中風池在顳顬後髮際陷中
循頸行手少陽之前至肩上却交出少陽之後入缺盆
自風池循頸過天牖穴行手少陽脉之前下至肩上循肩井却左右相交出手少陽之後過大椎大杼秉風當秉風前入缺盆之外○天牖見手少陽經肩井在肩上陷

中、缺盆上大骨前一寸半、以三指按取之、當中指下陷中者是、大椎見督脉、手足三陽督脉之會大杼見足太陽經、足太陽少陽之會秉風見手太陽經手太陽陽明手足少陽之會缺盆見足陽明經

其支者、從耳後入耳中、出走耳前至目鋭眥後

其支者、從耳後顱顖間過翳風之分、入耳中、過聽宮出走耳前復自聽會至目鋭眥

瞳子髎之分也○翳風見手少陽經手足
少陽之會聽宮見手太陽經手足少陽太
陽三脉之會聽會瞳子髎見前
其支者别目銳眥下大迎合手少陽於䪼下
加頰車下頸合缺盆下胸中貫膈絡肝屬膽
其支者别自目外瞳子髎而下大迎合手
少陽於䪼當顴髎穴之分下臨頰車下頸
循本經之前與前之入缺盆者相合下胸
中天池之外貫膈即期門之所絡肝下至

日月之分屬於膽也○大迎見足陽明經、顴髎頰車手太陽穴、天池手心主穴、手厥陰足少陽之會期門足厥陰穴、日月見下文。膽之募也

循脇裏、出氣衝繞毛際橫入髀厭中

脇胠也、腋下爲脇、曲骨之分爲毛際、毛際兩旁動脉中爲氣衝、楗骨之下爲髀厭、即髀樞也、自屬膽處循脇內章門之裏、出氣衝遶毛際遂橫入髀厭中之環跳也○章

門足厥陰穴、足少陽厥陰之會氣衝足陽
明穴、環跳在髀樞中
其直者、從缺盆下腋循胸過季脇、下合髀厭
中以下循髀陽出膝外廉
脇骨之下爲季脇、此直者從缺盆直下腋、
循胸歷淵腋輒筋日月穴、過季脇、循京門
帶脉五樞維道居髎、由居髎入上髎中髎
長強、而下與前之入髀厭者相合、乃下循
髀外、行太陽陽明之間、歷中瀆陽關出膝

外廉抵陽陵泉也○淵腋在腋下三寸宛宛中舉臂取之輒筋在腋下三寸腹前行一寸著脇陷中日月在期門下五分京門在監骨下腰中挾脊季肋本帶脉在季肋下一寸八分五樞在帶脉下三寸維道在章門下五寸三分居髎在章門下八寸三分監骨上陷中上髎中髎並見足太陽經上髎爲足少陽太陽之絡中髎則足少陰少陽所結之會也長強見督脉足少陰少

陽所結之會中瀆在髀骨外膝上五寸分
肉間陷中陽關在陽陵泉上三寸犢鼻外
陷中陽陵泉在膝下一寸外廉陷中
下外輔骨之前直下抵絶骨之端下出外踝
之前循足跗上入小指次指之間
胻外爲輔骨外踝以上爲絶骨足面爲跗
自陽陵泉下外輔骨前歷陽交外丘光明
直下抵絶骨之端循陽輔懸鍾而下出外
踝之前至丘墟循足面之臨泣地五會俠

谿乃上入小指次指之間至竅陰而終也
○陽交在足外踝上七寸斜屬三陽分肉
之間外丘在足外踝上七寸光明在足外
踝上五寸陽輔在足外踝上四寸輔骨前
絶骨端如前三分去丘墟七寸懸鍾在足
外踝上三寸動脉中丘墟在足外踝下如
前去臨泣三寸臨泣在足小指次指本節
後間陷中去俠谿一寸半地五會在足小
指次指本節後陷中俠谿在足小指次指

岐骨間本節前陷中竅陰在足小指次指
端去爪甲如韭葉
其支者別跗上入大指循岐骨內出其端還
貫入爪甲出三毛
足大指本節後爲岐骨大指爪甲後爲三
毛其支者自足跗上臨泣穴別行入大指
循岐骨內出大指端還貫入爪甲出三毛
交於足厥陰也
是動則病口苦善太息心脇痛不能轉

側甚則面微塵體無膏澤足外反熱是爲陽厥是主骨所生病者頭角頷痛目銳眥痛缺盆中腫痛腋下瘇馬刀挾癭汗出振寒瘧胷脇肋髀膝外至脛絶骨外踝前及諸節皆痛小指次指不用盛者人迎大一倍於寸口虛者人迎反小於寸口也

竅

廣韻力嘲切深空之貌即穴隙之謂也

江西席横家鍼灸書中諸髎字皆作竅

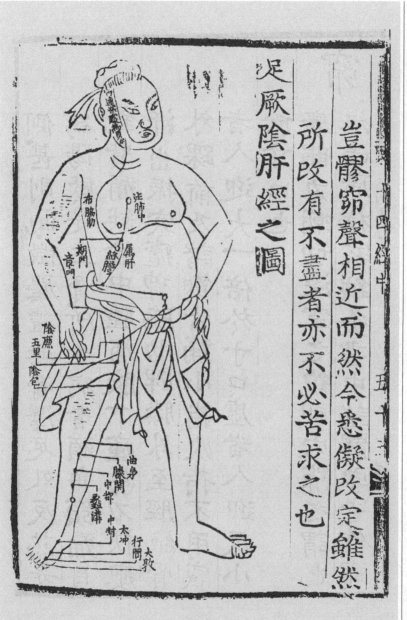

豈髎窌聲相近而然今悉改定雖然
所改有不盡者亦不必苦求之也

足厥陰肝經之圖

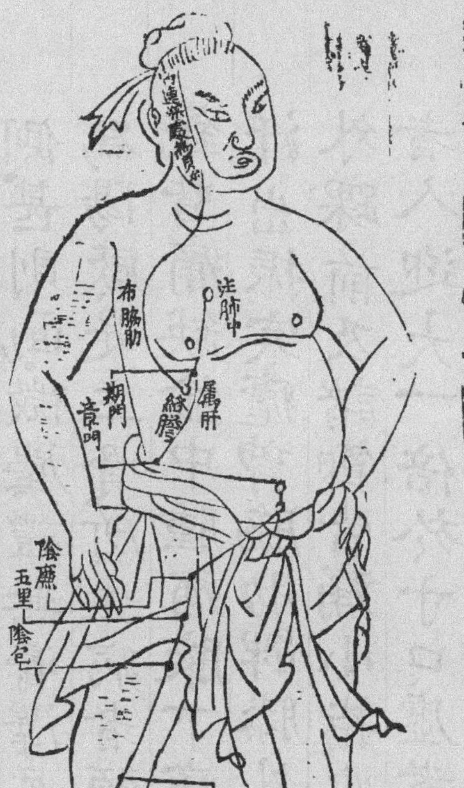

足厥陰肝之經 凡十三穴、左右共二十六穴○是經多血少氣

肝之爲藏、左三葉右四葉、凡七葉、其治在左、其藏在右脇右腎之前並胃著脊之第九椎

足厥陰之脉、起於大指聚毛之上、循足跗上廉、去内踝一寸

足大指爪甲後爲三毛、三毛後横文爲聚毛、去相去也、足厥陰起於大指聚毛之大敦穴、循足跗上廉、歷行間太衝抵内踝一

寸之中封也○大敦在足大指端去爪甲如韭葉及三毛中行間在足大指間動脉應手太衝在足大指本節後二寸或云一寸半動脉陷中中封在足内踝前一寸陷中仰而取之

上踝八寸交出太陰之後上膕内廉

自中封上踝過三陰交歷蠡溝中都復上一寸交出太陰之後上膕内廉至膝關曲泉○三陰交見足太陰經足小陰太陰厥

陰之交會也蠡溝在內踝上五寸中都在
內踝上七寸䯒骨中膝關在犢鼻下二寸
陷中曲泉在膝內輔骨下大筋上小筋下
陷中屈膝得之在膝橫文頭是
循股入陰中環陰器抵小腹挾胃屬肝絡膽
髀內爲股臍下爲小腹由曲泉上行循股
內之陰包五里陰廉遂當衝門府舍之分
入陰毛中左右相交環遶陰器抵小腹而
上會曲骨中極關元復循章門至期門之

所挾胃屬肝下日月之分絡於膽也○陰包在膝上四寸股内廉兩筋間五里在氣衝下三寸陰股中動脉陰廉在羊矢下去氣衝二寸動脉中衝門府舍見足太陰曲骨見任脉足厥陰任脉之會中極關元見任脉足三陰任脉之會也章門在大横外直臍季肋端側卧屈上足伸下足舉臂取之期門直兩乳第二肋端肝之募也日月見足少陽經

上貫膈布脇肋循喉嚨之後上入頏顙連目
系上出額與督脉會於巔
目內連深處爲目系頏顙咽顙也自期門
上貫膈行食竇之外大包之裏散布脇肋
上雲門淵液之間人迎之外循喉嚨之後
上入頏顙行大迎地倉四白陽白之外連
目系上出額行臨泣之裏與督脉相會於
巔頂之百會也○食竇大包足太陰經穴
雲門手大陰經穴淵腋足少陽經穴人迎

大迎地倉四白見足陽明陽白臨泣見足
少陽百會見督脉
其支者從目系下頰裏環唇内
前此連目系上出額此支從目系下行任
脉之外本經之裏下頰裏交環於口唇之
内
其支者復從肝別貫膈上注肺
此交經之支從期門屬肝處別貫膈行食
竇之外本經之裏上注肺中下行至中焦

挾中脘之分以交於手太陰也
是動則病腰痛不可以俛仰丈夫㿗疝
婦人小腹腫甚則嗌乾面塵脫色是主
肝所生病者胷滿嘔逆洞泄狐疝遺溺
癃閉盛者寸口大一倍於人迎虛者寸
口反小於人迎也○凡此十二經之病
盛則瀉之虛則補之熱則疾之寒則留
之陷下則灸之不盛不虛以經取之

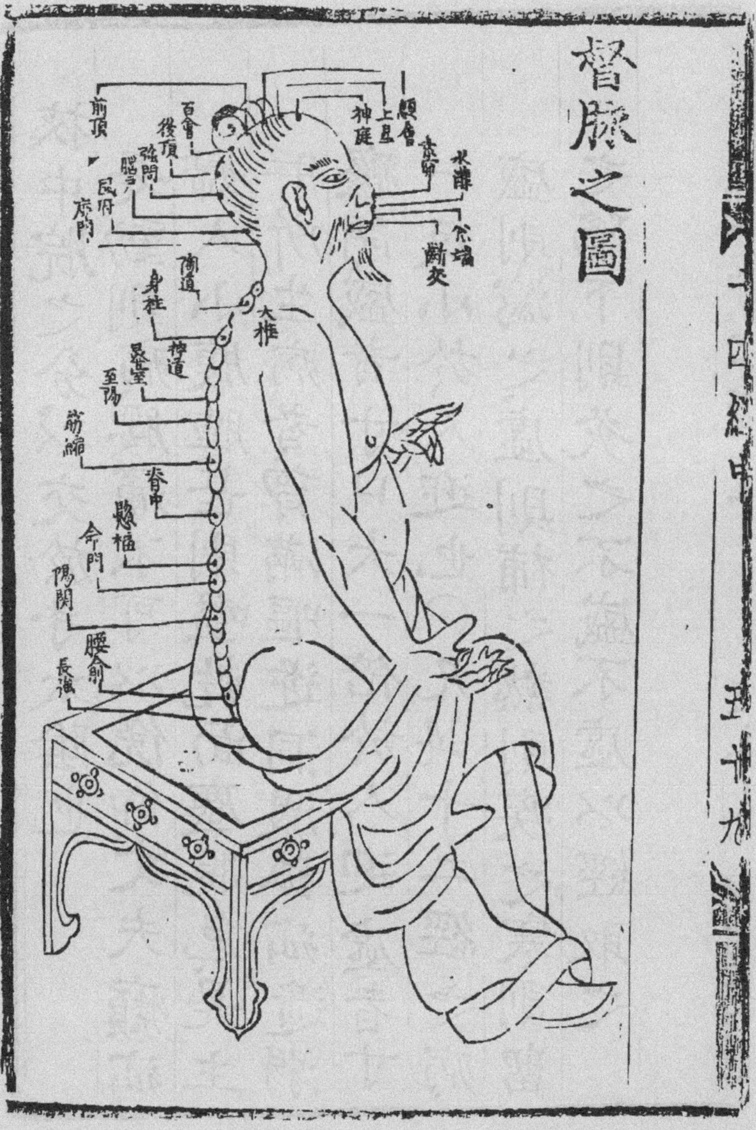
督脈之圖
顖會
上星
神庭
素髎
水溝
兌端
齦交
百會
後頂
前頂
強間
腦戶
風府
瘂門
陶道
身柱
大椎
神道
靈臺
至陽
筋縮
脊中
懸樞
命門
陽關
腰俞
長強

督脉經穴歌

督脉背中行二十七穴始長強腰腧陽關
命門當懸樞脊中走筋縮至陽靈臺神道
長身柱陶道大椎俞瘂門風府連腦戶強
間後頂百會前前頂顖會上星圓神庭素
髎水溝裏兊端齗交斯已矣

督脉凡二十七穴 齗

督之為言都也行背部之中行為陽
脉之都綱奇經八脉之一也

督脉者起於下極之腧

下極之腧兩陰之間屏翳處也屏翳兩筋間爲篡篡内深處爲下極督脉之所始也並於脊裏上至風府入腦上巔循額至鼻柱屬陽脉之海也

脊之爲骨凡二十一椎通項骨三椎共二十四椎自屏翳而起歷長強穴並脊裏而上行循腰腧陽關命門懸樞脊中筋縮至陽靈臺神道身柱過風門循陶道大椎瘂

門至風府入腦循腦戶強間後頂上巔至百會前頂顖會上星神庭循額至鼻柱經素髎水溝兌端至齗交而終焉云陽脉之海者以人之脉絡周流於諸陽之分譬猶水也而督脉則為之都綱故曰陽脉之海○屏翳見任脉任脉别絡挾督脉衝脉之會長強在脊骶端腰俞在第二十一椎節下間陽關在第十六椎節下間命門在第十四椎節下間懸樞在第十三椎節下間

脊中在第十一椎節下間筋縮在第九椎節下間至陽在第七椎節下間靈臺在第六椎節下間神道在第五椎節下間身柱在第三椎節下間風門見足太陽乃督脉足太陽之會陶道在大椎節下間陷中自陽關至此諸穴並俛而取之大椎在第一椎上陷中瘂門在風府後入髮際五分風府在項入髮際一寸腦戶在枕骨上強間後一寸五分強間在後頂後一寸五分後

頂在百會後一寸五分百會一名三陽五會在前頂後一寸五分頂中央旋毛中直兩耳尖可容豆前頂在顖會後一寸五分陷中顖會在上星後一寸陷中上星在神庭後入髮際一寸陷中容豆神庭直鼻上入髮際五分素髎在鼻柱上端水溝在鼻柱下人中兌端在唇上端齗交在唇內齒上齗縫中

任脈之圖

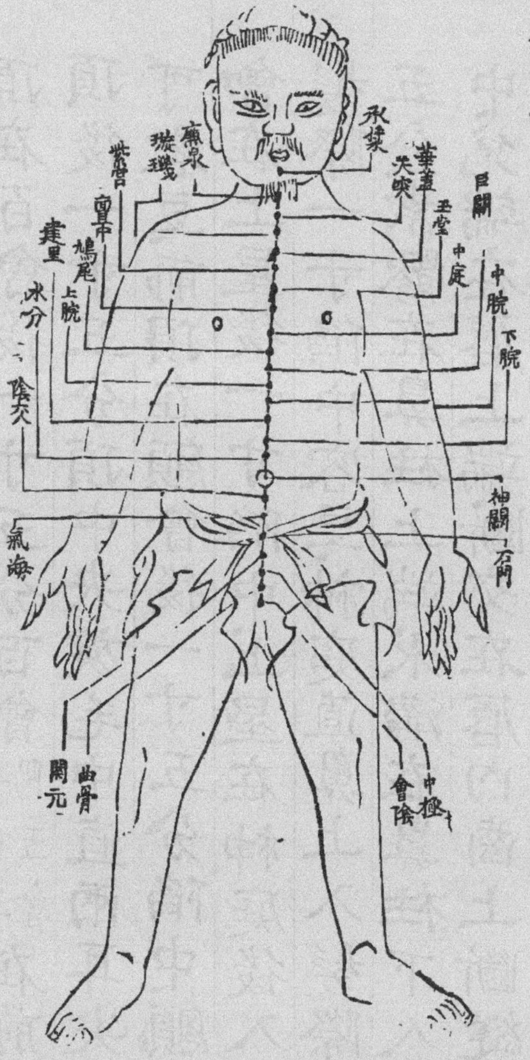

任脉經穴歌

任脉分三八起於會陰上曲骨中極關元到石門氣海陰交神闕立水分下脘循建里中脘上脘巨闕起鳩尾中庭膻中萃玉堂紫宮樹華盖璇璣天突廉泉清上頤還以承漿承

任脉 凡二十四穴

任之爲言妊也行腹部中行爲夫人生養之本奇經之一脉也

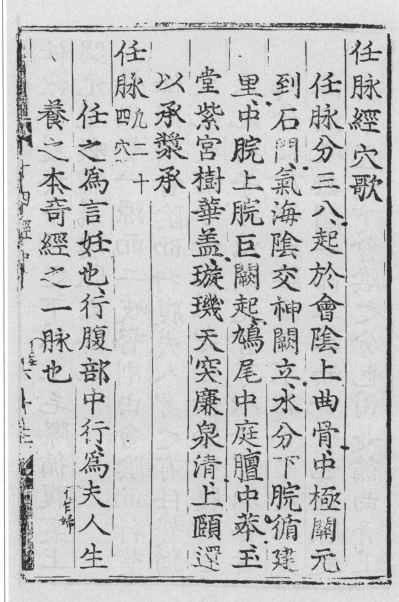

任脉者，起於中極之下，以上毛際，循腹裏，上關元，至喉嚨，屬陰脉之海也。

任與督一源而二岐，督則由會陰而行背，任則由會陰而行腹。夫人身之有任督，猶天地之有子午也。人身之任督以腹背言，天地之子午以南北言，可以分，可以合者也。分之於以見陰陽之不雜，合之於以見渾淪之無間。一而二，二而一者也。任脉起於中極之下，會陰之分也，由是循曲骨上

毛際至中極行腹裏上循關元石門氣海
陰交神闕水分下脘建里中脘上脘巨闕
鳩尾中庭膻中玉堂紫宮華盖璇璣天突
廉泉上頤循承漿環脣上至齗交分行繫
兩目下之中央會承泣而終也云陰脉之
海者亦以人之脉絡周流於諸陰之分譬
猶水也而任脉則爲之揔任焉故曰陰脉
之海○會陰一名屏翳在兩陰間曲骨在
横骨上毛際陷中動脉應手中極在關元

下一寸、關元在臍下三寸、石門在臍下二寸氣海在臍下一寸五分陰交在臍下一寸神闕當臍中水分在下脘下一寸上臍一寸、下脘在建里下一寸、建里在中脘下一寸、中脘在上脘下一寸、靈樞經云髃骬即岐骨也以下至天樞天樞足陽明經穴、挾臍二寸、蓋與臍平直也長八寸、而中脘居中是也、然人胃有大小亦不可拘以身寸、但自髃骬至臍中、以八寸爲度各依部分取之、上脘在巨闕下一一寸當一寸五分去蔽骨三寸巨闕在鳩尾下一寸鳩尾在蔽骨之端言其骨垂下如鳩形故以爲名臆前蔽骨下五分也人無蔽骨者從岐骨際下行一寸中庭在膻中下一寸六分膻中在玉堂下一寸六分兩乳間玉堂在紫宮下一寸六分紫宮在華蓋下一寸六分華蓋在璇璣下二寸資生經云一寸璇璣在天突下一寸陷中天突在頸結喉下一寸宛宛中廉泉在頷下結喉上舌

本、陰維任脉之會、仰而取之、承漿在唇下陷中、任脉足陽明之會、齗交見督脉、任督二脉之會、承泣見足陽明、蹻脉任脉足陽明之會也〇按任督二脉之直行者、爲腹背中行諸穴所系、今特取之、以附十二經之後、如骨空論所載者、茲不與焉、其餘如衝帶維蹻所經之穴、寔則寄會於諸經之間、今誠難與任督二脉之灼然行腹背者比、故此得以略之、雖然因略以致詳、亦不

害於兼取也故其八脉全篇仍別出於左方云

右十四經正文並與金蘭循經同

十四經發揮卷中終

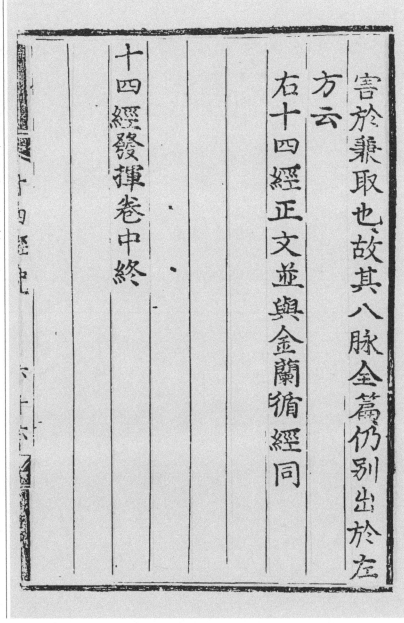

十四經發揮卷下

奇經八脉篇

脉有奇常。十二經者，常脉也。奇經八脉則不拘於常，故謂之奇經。蓋以人之氣血常行於十二經脉，其諸經滿溢則流入奇經焉。奇經有八脉：督脉督於後，任脉任於前，衝脉爲諸脉之海，陽維則維絡諸陽，陰維則維絡諸陰，陰陽自相維持，則諸經常調。維脉之外有帶脉者，束之猶帶也。至於兩足蹻脉，有陰有陽，陽蹻行諸太陽之别，陰蹻本諸少陰之別譬猶聖人圖設溝渠以備水潦斯無濫溢之患人有奇經亦若是也令總集奇經八脉所發者氣穴處所共成一篇附之發揮之後以備通攷云

督脉

督脉者起於小腹以下骨中央女子以繫廷孔之端其絡循陰器合篡間繞篡後別繞臀至少陰與巨陽中絡者合少陰上腹内後廉貫脊屬腎與太陽起目内眥上額

交巔上、入絡腦還出別下項循肩髆內挾脊抵腰中、入循膂絡腎其男子循莖下至篡與女子等、其少腹直上者貫臍中央上貫心入喉上頤環脣、上系兩目之中、此生病從少腹上衝心而痛不得前後爲衝疝其女子不孕癃痔遺溺嗌乾治在督脉○督脉之別名曰長強、俠膂上項散上頭下當肩胛左右別走太陽、入貫膂實則脊強虛則頭重、取之所別故難經曰、督脉者起

於下極之腧竝於脊裏上至風府入屬於
腦上巔循額至鼻柱屬陽脉之海也此爲
病令人脊強反折○督脉從頭循脊骨入
骶長四尺五寸凡二十七穴見前穴
按內經督脉所發者二十八穴據法十
椎下一穴名中樞陰尾骨兩傍二穴名
長強共有二十九穴今多齗交一穴少
中樞一穴會陽二穴則係督脉别絡與
少陽會故止載二十七穴已見前穴

任脉

任脉者與衝脉皆起於胞中循脊裏爲經絡之海其浮而外者循腹上行會於咽喉別而絡脣口血氣盛則肌肉熱血獨盛則滲灌皮膚生毫毛婦人有餘於氣不足於血以其月事數下任衝並傷故也任衝之交脉不營其口脣故髭鬚不生是以任脉爲病男子內結七疝女子帶下瘕聚故難經目任脉起於中極之下以上毛際循腹

裏，上關元，至咽喉，上頤，循面入目，屬陰脉之海○凡此任脉之行，從胞中上注目，長四尺五寸，揔二十四穴穴見前

按內經云，任脉所發者二十八穴，經闕一穴，實有二十七穴，內齗交一穴屬督脉，承泣二穴屬足陽明蹻脉，故止載二十四穴穴已見前

陽蹻脉

陽蹻脉者，起於跟中，循外踝上行，入風池，

其爲病也令人陰緩而陽急兩足蹻脉本太陽之别合於太陽其氣上行氣并相還則爲濡目氣不營則目不合男子數其陽女子數其陰當數者爲經不當數者爲絡也蹻脉長八尺所發之穴生於申脉（外踝下屬足太陽經）以陽爲郄（外踝上）本於僕參（跟骨下）與足少陰會於居髎（章門下）又與手陽明會於肩髃及巨骨（並在肩端）又與手足太陽陽維會于臑俞（在肩窌後胛骨上廉）與手足陽明會于地倉

口吻兩旁又與手足陽明會于巨髎、鼻兩旁又與任脉足陽明、會于承泣目下七分以上爲陽蹻脉之所發凡二十穴、陽蹻脉病者宜刺之

陰蹻脉

陰蹻脉者亦起於跟中、循內踝上、行至咽喉、交貫衝脉此爲病者、令人陽緩而陰急故曰蹻脉者、少陰之别、别於然谷之後、上內踝之上、直上循陰股、入陰上、循胸裏、入缺盆、上出人迎之前、入鼻屬目內眥合於

太陽女子以之爲經男子以之爲絡兩足蹻脉長八尺而陰蹻之郄在交信（內踝上二寸）陰蹻脉病者取此

衝脉

衝脉者與任脉皆起於胞中上循脊裏爲經絡之海其浮於外者循腹上行會於咽喉別而絡唇口故曰衝脉者起於氣衝並足少陰之經俠臍上行至胸中而散此爲病令人逆氣裏急難經則曰並足陽明之

經以穴旼之足陽明俠臍左右各二寸而上行足少陰俠臍左右各五分而上行鍼經所載衝脉與督脉同起於會陰其在腹也行乎幽門通谷陰都石關商曲肓俞中注四滿氣穴大赫横骨凡二十二穴皆足少陰之分也然則衝脉並足少陰之經明矣

陽維脉

陽維維於陽其脉起於諸陽之會與陰維

皆維絡于身若陽不能維于陽則溶溶不能自收持其脉氣所發別于金門（在足外踝下太陽郄）之以陽交為郄（在外踝上七寸）與手足太陽及蹻脉會于臑俞（在肩後胛上廉）與手足少陽會于天髎（在缺盆上）又會于肩井（在肩上）其在頭也與足少陽會于陽白（在眉上）上于本神及臨泣上至正營循于腦空下至風池其與督脉會則在風府及瘂門難經云陽維為病苦寒熱此陽維脉氣所發凡二十四穴

陰維脉

陰維維于陰其脉起於諸陰之交若陰不能維于陰則悵然失志其脉氣所發者陰維之郄名曰築賓見足少陰與足太陰會于腹哀大橫又與足太陰厥陰會于府舍期門與任脉會于天突廉泉難經云陰維爲病苦心痛　此陰維脉氣所發凡十二穴

帶脉

帶脉者起於季肋回身一周其爲病也腰

腹縱容如囊水之狀其脉氣所發在季脇
下一寸八分正名帶脉以其回身一周如
帶也又與足少陽會于維道 此帶脉所發
凡四穴
以上雜取素問難經甲乙經聖濟總錄中
參合為篇

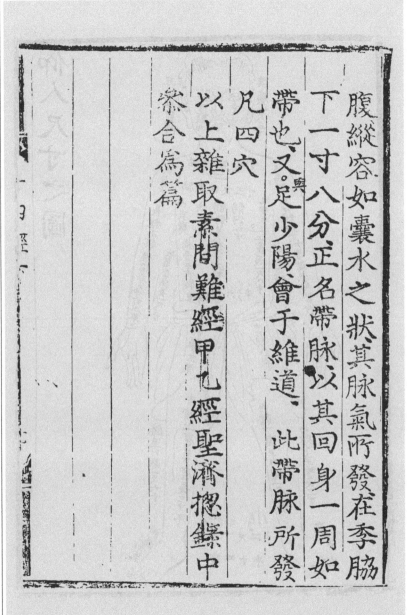

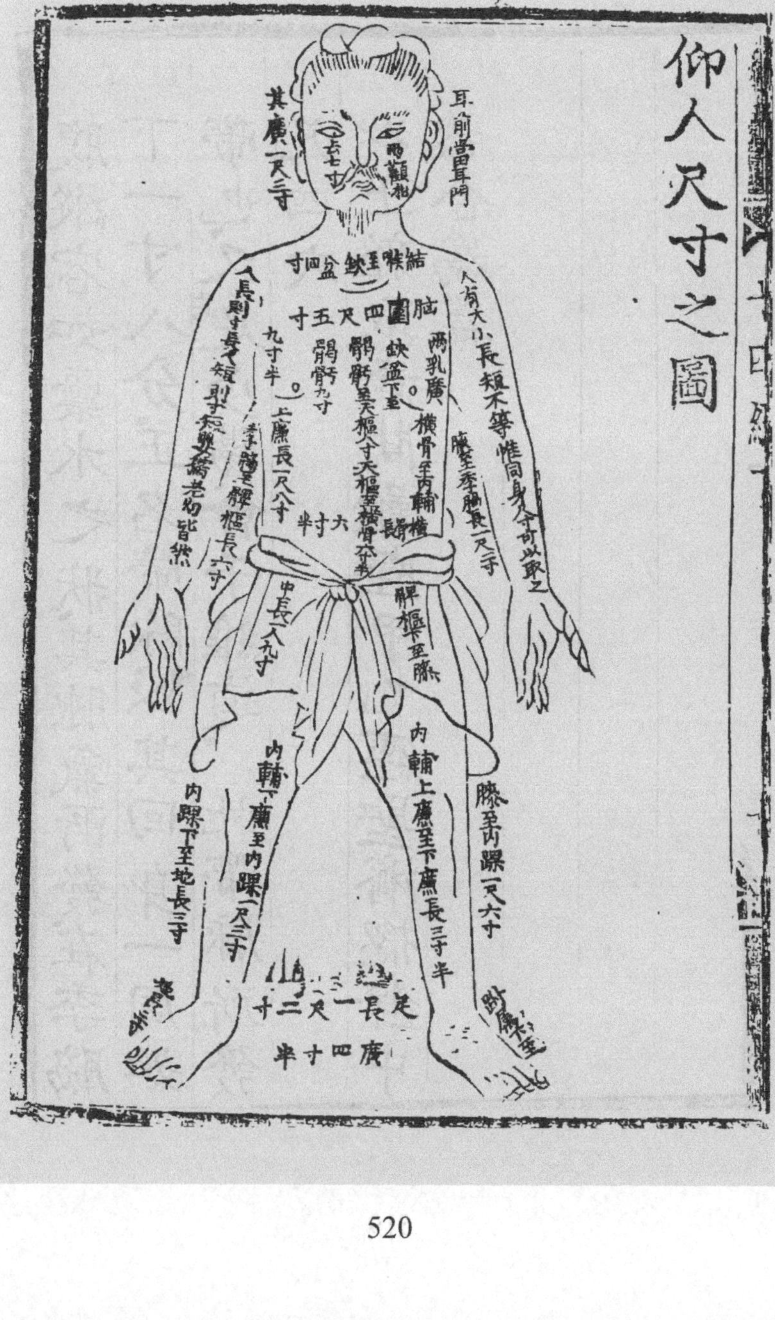
仰人尺寸之圖
耳前當耳門
其廣一尺三寸
結喉至缺盆四寸
胸圍四尺五寸
兩乳廣九寸半
缺盆下至髃骬九寸
人有大小長短不等惟同身寸可以取之
腋至季脅長一尺二寸
季脅至髀樞長六寸
橫骨至內輔上廉長一尺八寸
髀樞至膝
內輔上廉至下廉長三寸半
內輔下廉至內踝一尺三寸
膝至內踝一尺六寸
內踝下至地長三寸
足長一尺二寸
廣四寸半

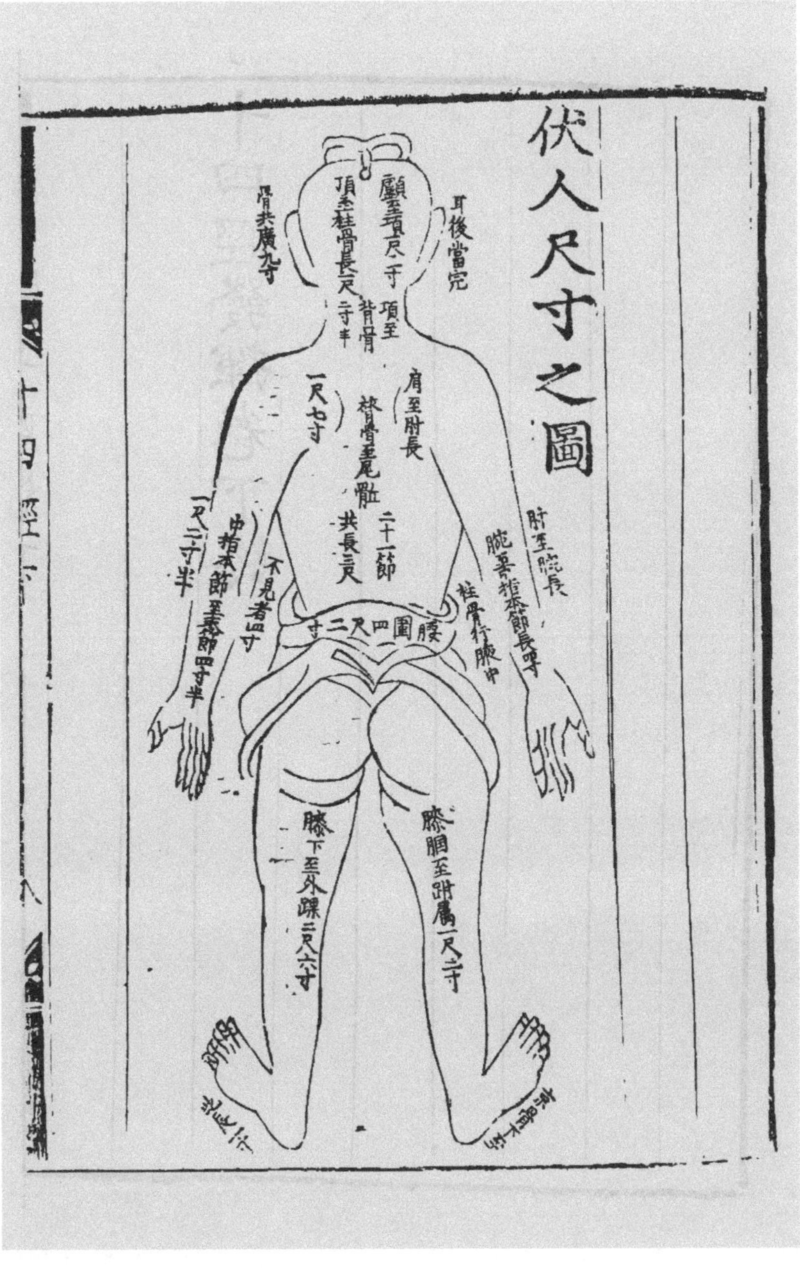
伏人尺寸之圖
耳後當完
項至背骨
肩至肘長
一尺七寸
脊骨至尾骶
二十一節
共長三尺
不見者四寸
腰圍四尺二寸
柱骨行腋中
膝下至外踝
膝膕至跗屬一尺六寸

十四經發揮卷下終